W0260713

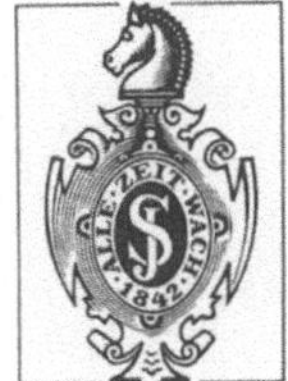

Hoher Blutdruck

Eine aktuelle Bestandsaufnahme

Herausgegeben von
R. Gotzen und F. W. Lohmann

Mit 65 Abbildungen und 40 Tabellen

Springer-Verlag
Berlin Heidelberg GmbH 1979

Professor Dr. Reinhard Gotzen
Medizinische Klinik und Poliklinik, Universitätsklinikum Steglitz,
Hindenburgdamm 30, 1000 Berlin 45

Privatdozent Dr. Friedrich Wilhelm Lohmann
I. Innere Abteilung des Städt. Krankenhauses Neukölln,
Rudower Straße 56, 1000 Berlin 47

ISBN 978-3-540-08715-1   ISBN 978-3-642-66918-7 (eBook)
DOI 10.1007/978-3-642-66918-7

CIP-Kurztitelaufnahme der Deutschen Bibliothek. Hoher Blutdruck : e. aktuelle Be-
standsaufnahme / hrsg. von R. Gotzen u. F. W. Lohmann. – Berlin, Heidelberg, New
York : Springer, 1979.   NE: Gotzen, Reinhard [Hrsg.]

Das Werk ist urheberrechtlich geschützt. Die dadurch begründeten Rechte, insbesondere die der Übersetzung des Nachdruckes, der Entnahme von Abbildungen, der
Wiedergabe auf photomechanischem oder ähnlichem Wege und der Speicherung in
Datenverarbeitungsanlagen bleiben, auch bei nur auszugsweiser Verwertung, vorbehalten.

Bei der Vervielfältigung für gewerbliche Zwecke ist gemäß § 54 UrHG eine Vergütung
an den Verlag zu zahlen, deren Höhe mit dem Verlag zu vereinbaren ist.

© by Springer-Verlag Berlin Heidelberg 1979
Ursprünglich erschienen bei Springer-Verlag Berlin Heidelberg New York 1979

Die Wiedergabe von Gebrauchsnamen, Handelsnamen, Warenbezeichnungen usw. in
diesem Werk berechtigt auch ohne besondere Kennzeichnung nicht zu der Annahme,
daß solche Namen im Sinne der Warenzeichen- und Markenschutz-Gesetzgebung als
frei zu betrachten wären und daher von jedermann benutzt werden dürften.

2127/3130-543210

Vorwort

Grundlage dieses Buches bilden Referate, die anläßlich eines internationalen Hochdrucksymposions am 24. und 25. Februar 1978 in der Kongreßhalle Berlin gehalten wurden.

Bei einer Häufigkeit von etwa 15% der Bevölkerung in den Industrieländern stellt die arterielle Hypertonie keineswegs eine Seltenheit dar. Zweifellos bedeutet die Feststellung eines erhöhten Blutdruckes weder eine diagnostische Schwierigkeit noch einen kostspieligen Aufwand. Hoher Blutdruck ist einer der wichtigsten Risikofaktoren kardiovaskulärer Erkrankungen. Jede chronische Blutdrucksteigerung begünstigt die Entwicklung der Arteriosklerose mit ihren Folgeerscheinungen, besonders im Bereich des Herzens, des Gehirns und der Nieren. Hauptrisiko der Hochdruckerkrankung ist eine erhöhte Morbidität und Letalität an koronaren Herzerkrankungen sowie an hämorrhagisch und thrombotisch bedingten Apoplexien. Es ist bewiesen, daß durch eine wirksame blutdrucksenkende Behandlung das Komplikationsrisiko des Hochdruckkranken erheblich verringert und damit seine Lebenserwartung wesentlich verbessert werden kann. Um so erschreckender sind deshalb Statistiken, nach denen in den sogenannten Industrieländern bei über der Hälfte aller Hochdruckkranken der Bluthochdruck nicht erkannt und bei einem hohen Prozentsatz der diagnostizierten Hochdruckkranken nicht adäquat behandelt wird. Ausgehend von diesen alarmierenden Zahlen hat es sich die Deutsche Liga zur Bekämpfung des hohen Blutdrucks zur Aufgabe gemacht, die Bevölkerung über die Gefahren der Hochdruckkrankheit aufzuklären und die Ärzteschaft systematisch über neuere Möglichkeiten der Erkennung und Behandlung des Hochdrucks, seiner verschiedenen Ursachen und die verschiedenen Stadien der Erkrankung zu informieren.

Dieses Buch hat daher das Ziel, über neuere Aspekte der Epidemiologie und Pathophysiologie des Bluthochdrucks zu berichten und Probleme der Diagnostik und Therapie des Hochdrucks, orientiert am derzeitigen Wissensstand, möglichst praxisrelevant zu besprechen. Es sei aber nicht verschwiegen, daß viele ätiologische, pathogenetische, aber auch diagnostische und therapeutische Fragen auf diesem Gebiet noch offen sind.

Berlin, im Februar 1979

R. GOTZEN
F.W. LOHMANN

Inhaltsverzeichnis

Epidemiologie, Pathogenese und Diagnostik

Epidemiologie des Hochdrucks

F. H. Epstein*

1. Einleitung

In den letzten 25 Jahren hat die Epidemiologie entscheidende Beiträge
zur Hypertonieforschung geleistet. Die Verteilung der Blutdruckwerte
in der Bevölkerung und Normalbereiche wurden definiert, die Risiken
der Hypertonie quantitativ erfaßt, Hinweise auf ursächliche Mechanismen erbracht und schließlich Interventionsstudien unternommen. Die folgenden Ausführungen geben nur einen kurzen und ausgewählten Überblick.

2. Was ist Hypertonie?

Ein bahnbrechender Anstoß kam nicht von einem Epidemiologen, sondern
dem großen Hypertonieforscher Sir George Pickering im Jahre 1953 mit
der These, daß Hochdruck lediglich den oberen Bereich der normal ver-
teilten Streukurve des Blutdrucks darstelle, daß jegliche Definition
der "Hypertonie" daher willkürlich sei und daß der Blutdruck ebenso
wie die Körperlänge, von einer Mehrzahl von Genen und Umwelteinflüssen
bedingt ist (24). Alle Versuche, einen bi-modalen Einschnitt in der
Streukurve zu finden, sind gescheitert, und Pickerings damals revolu-
tionäre Ansichten gelten nun durchwegs als richtig. Die uni-modale,
leicht asymmetrische Verteilungskurve in der BASF-Studie (15) ist re-
präsentativ für unzählige, monoton identische Befunde.

Da demnach Hypertonie nicht biologisch definierbar ist, müssen ver-
nünftige, wenn auch willkürliche Grenzen gesetzt werden. Eine Arbeitsgruppe der Weltgesundheitsorganisation schlug im Jahre 1959 vor, Blutdruckwerte von 160 mmHg systolisch und/oder 95 mmHg diastolisch oder
höher als hyperton und Werte unter 140/90 mmHg als "normal" zu be-
zeichnen, alle anderen sind Grenzwerte (14). Diese Definition hat sich
praktisch gut bewährt, obwohl sie dem Alter des Erkrankten nicht Rechnung trägt. Sekundäre Formen der Hypertonie sind in die Streukurven
einbezogen. Ihr Prozentsatz liegt bei allen Hypertonikern - selbst in
Hypertoniekliniken - unter 10% und ist in der Bevölkerung gewiß bedeutend niedriger. Die Hypertonie hat in Industrieländern im mittleren
Lebensalter eine Prävalenz um 15 Prozent (9, 31).

3. Vorläufer und Verlauf der Hypertonie

Wegen der Risiken und Häufigkeit der Hypertonie lag bisher der Schwerpunkt auf der Behandlung des erhöhten Blutdrucks. Es wird aber immer

*Institut für Sozial- und Präventivmedizin, Universität Zürich, Gloriastraße 32 B,
CH-8006 Zürich.

klarer, daß das optimale Ziel nicht die Prophylaxe der Komplikationen von Hypertonie, sondern die Verhütung der Hypertonie selbst sein sollte. Präventivmaßnahmen wären besonders wichtig für junge Menschen mit erhöhtem Hypertonierisiko.

Es gibt zwei Möglichkeiten, anfällige Personen zu identifizieren: Erstens ist der Blutdruck bei Eltern und Kindern und unter Geschwistern stark korreliert (7, 35, 38). Daher sind Kinder von Hypertonikern gefährdet; schon von Jugend an sollte Übergewicht verhindert und der Salzkonsum niedrig gehalten werden (s. unten). Zwar entwickeln nicht alle Kinder von Hypertonikern eine Hypertonie, doch ist nicht vorauszusagen, welches einzelne Kind betroffen sein wird. Deshalb muß die Prophylaxe alle Kinder einschließen. Diese Überlegungen beruhen nicht auf prospektiven Studien, welche es nicht gibt. Die Größe des Risikos ist nicht genau abzuschätzen, doch geben Daten aus Querschnittstudien größenordnungsmäßige Hinweise: In der Tecumseh-Studie, die eine ganze Gemeinde umfaßte, wird berichtet, daß bei 26% der Kinder, von denen ein oder beide Elternteile einen systolischen Druck in den obersten 20% der Streukurve aufwiesen, die Werte ebenfalls in diesem Bereich lagen (7) (Tabelle 1). Vorausgesetzt, daß ein großer Teil dieser Kinder später in den hypertonen Bereich fallen wird, kann man dieses Risiko mit 15-25% einsetzen, verglichen mit einem Risiko von etwa 10% bei den restlichen Kindern. Die absolute Aussagekraft eines Hypertoniebefundes bei den Eltern ist zwar nicht sehr groß, aber, wie aus einer Reihe von Studien hervorgeht, hochsignifikant.

Ein Maß für die Häufung der Hypertonie in Familien ergibt sich auch aus Studien bei Zwillingen (Tabelle 2). Wenn ein Zwilling einen diastolischen Wert über 95 mmHg aufweist, liegt die Wahrscheinlichkeit eines ähnlichen Befundes bei seinem Zwillingsbruder bei 19%, d.h. 1,6 mal höher als beim Durchschnitt von 12%. Bei einem höheren Grenzwert von 105 mmHg ist die Ähnlichkeit viel größer, trifft aber nur auf 20 der 264 Paare zu (11). Die Größenordnung dieser Beobachtungen deckt sich

Tabelle 1. Blutdruck bei Eltern und ihren Kindern.
Tecumseh Studie. Berechnet nach Daten aus (7)

Eltern	N	Kinder "HOCH"
Vater und/oder Mutter "HOCH"	1164	26%
Beide "*NICHT* HOCH"	2320	11%
Alle	3484	16%

"HOCH": Syst. Blutdruck im obersten Fünftel der alters- und geschlechtsspezifischen Streukurve.

Tabelle 2. Hypertonie bei zwei-eiigen Zwillingsbrüdern (Alter 42-55 Jahre). Kriterium: diastolischer Druck (11)

Blutdruck bei Zwilling 1	N	Wahrscheinlichkeit bei Zwilling 2, daß Blutdruck höher liegt als:	
		95 mm Hg	105 mm Hg
Alle	264	12%	4%
> 95 mm Hg	62	19%	15%
>105 mm Hg	20	45%	30%

Tabelle 3. Einspuren ("Tracking") des Blutdrucks (39)

Erste Messung Systolischer Druck in den	Untersten 15 Prozent	Mittleren 69 Prozent der Streukurve	Obersten 16 Prozent
Zweite Messung[a] Über dem Mittelwert	30%	45%	65%
Zweite Messung[a] Unter dem Mittelwert	70%	55%	35%

[a]nach 4 Jahren

Tabelle 4. Korrelationen zwischen Blutdruckmessungen[a]

Studie	Geschlecht	Alter[b]	Jahre zwischen Messungen	Korrelations- koeffizient
Wales, GB (1977)	M, F	5–74	8	0.61
Neuseeland (1977)	M F	5–14	3	0.40 0.29
Piloten, USA (1967)	M	±25	12	0.39
Piloten, Kanada (1972)	M	15–19 20–24 25–29	20	0.31[c] 0.29[c] 0.35[c]
Framingham, USA (1976)	M F	35–64	18	0.47 0.55

[a]Systolischer Druck
[b]Alter bei der ersten Messung
[c]Maximalwerte

mit dem Eltern-Kinder-Vergleich aus der Tecumseh-Studie. Signifikante Blutdruckkorrelationen innerhalb von Familien sind bei Kindern schon mindestens vom 2. Lebensjahr an und wahrscheinlich noch früher festzustellen (18). Es ist zu betonen, daß nicht nur Gene, sondern auch gemeinsame Umweltfaktoren für diese familiären Häufungen verantwortlich sind.

Eine weitere Möglichkeit, zukünftige Hypertoniker frühe zu erfassen, bietet sich aufgrund der Tendenz des Blutdrucks, beim Individuum eine gesetzte Bahn im Laufe der Zeit einzuhalten. Im angelsächsischen Sprachgebrauch wird dies als "tracking" bezeichnet (18). Ein entsprechendes deutsches Wort ist schwer zu finden. Insbesondere eine Studie von Kass u. Mitarb. in Boston hat gezeigt, daß Kinder im Alter von 2-14 Jahren ihre relative Position in der Blutdruckverteilung nach 4-8 Jahren beibehalten (39, 40). Somit wird ein Kind dessen Blutdruck im oberen Bereich der alters- und geschlechtsspezifischen Streukurve liegt auch später einen relativ höheren Blutdruck aufweisen. Die Tendenz ist zwar nicht sehr stark ausgeprägt (Tabelle 3), aber signifikant und in der letzten Zeit verschiedentlich belegt (3, 10, 28). Die Wahrscheinlichkeit ist daher groß, daß zukünftige Hypertoniker zum großen Teil bei Kindern und Jugendlichen im oberen Bereich der Blutdruckstreukurve zu suchen sind; eine Feststellung von großer präventivmedizinischer Bedeutung. Ein Maß für diese Tendenz ist durch Korre-

Tabelle 5. Einspuren ("Tracking") des Blutdrucks: Tecumseh Studie (Epstein, unveröffentlichte Daten)

Alter (Jahre)	Noch "HOCH" nach 4 und/oder 8 Jahren:			
	Männer		Frauen	
	N	%[a]	N	%
10-19	50	70	52	65
20 und älter	356	78	432	73

[a]Prozentsatz (%) aller Probanden (N), welche anfangs und immer noch nach 4 und/oder 8 Jahren im obersten Drittel der alters- und geschlechtsspezifischen Streukurve des systolischen Blutdrucks lagen.

lationskoeffizienten zwischen zwei Blutdruckmessungen nach längerem Zeitabstand gegeben (Tabelle 4). Die Koeffizienten (3, 13, 21, 22, 28) sind im allgemeinen recht hoch und signifikant. Das Beibehalten der Blutdruckspur kann auch aus Daten der Tecumseh-Studie (10) ersehen werden: Werte, die ursprünglich im obersten Drittel der Streukurve lagen, waren nach 4 oder 8 Jahren mit einer Wahrscheinlichkeit von ungefähr 70% immer noch in diesem Bereich (Tabelle 5).

Die Befunde über familiäre Häufung der Hypertonie und das Phänomen des "tracking" zusammen betrachtet lassen schließen, daß sowohl Kinder von Hypertonikern als auch Kinder mit Blutdruckwerten im oberen Bereich der Streukurve gefährdet sind. Die Notwendigkeit einer Vorbeugung in Familien von Hypertonikern ist klar, doch ist es wahrscheinlich noch zu früh, Blutdruckmessungen im Schulalter allgemein einzuführen, bevor nicht mehr Daten aus prospektiven Studien bei Jugendlichen vorhanden sind. Jedoch liegt eine Gewichtskontrolle im Jugendalter, wie später besprochen wird, auf der Hand.

4. Risiken und Behandlung der Hypertonie

Hypertonie ist neben erhöhtem Cholesterinspiegel und Rauchen der Hauptrisikofaktor für die Koronarkrankheit (Tabelle 6), wie beispielsweise aus den Daten des "Pooling Projects" hervorgeht (33). Für den Hirnschlag stellt die Hypertonie ein noch größeres Risiko dar (17). Es ist eine außerordentlich wichtige Erkenntnis, daß Risikofaktoren sich gegenseitig potenzieren: Das Risiko, an Hypertonie zu erkranken ist z.B. für einen Raucher relativ noch höher als für einen Nichtraucher (27).

Die logische Folgerung aus diesen Beobachtungen ist, daß Blutdrucksenkung das Krankheitsrisiko reduzieren sollte. Darüber besteht kein Zweifel in Bezug auf cerebrovaskuläre Krankheiten und die Gesamtheit der kardiovaskulären Krankheiten (9). Ob die anti-hypertensive Therapie jedoch den Myokardinfarkt und plötzlichen Herztod spezifisch verhütet, ist aufgrund randomisierter Präventivstudien noch nicht erwiesen (5). Die diesbezüglichen Versuchsreihen sind zahlenmäßig unzureichend, um ein Resultat statistisch zu sichern. In der Göteborg Studie, die sich auf eine ganze Stadt bezieht, wurde unlängst über einen statistisch signifikanten Unterschied in der Inzidenz der Koronarkrankheit über 4 Jahre zwischen behandelten und weitgehend unbehandelten Hypertonikern berichtet (4). Die jetzt in einer Reihe von Ländern laufenden, großangelegten Interventionsstudien an zehntausenden von Personen werden in einigen Jahren beantworten, ob und wie wirksam die prophylaktische Behandlung bezüglich der Koronarkrankheit ist (25, 32).

Tabelle 6. Risiko für Myokardinfarkt und plötzlichen Herztod. Risikofaktor:
Systolischer Blutdruck Männer 40-64 Jahre (N = 8'381), "Pooling Project",
Am. Heart Ass., (33)

Blutdruck Quintile	Blutdruckwert (mm Hg)	Fälle N	%	Risikoquotient (altersstandard.)
I	≤ 120	90	13	70
II	120-130	110	17	86
III	130-138	112	17	87
IV	138-150	136	21	102
V	> 150	210	32	150
Total	-	658	100	100

Inzwischen ist es immer noch ein Problem, daß viele Hypertoniker in
der Bevölkerung unerkannt sind und, wenn bekannt, oft unzureichend behandelt werden (8).

5. Verhütung der Hypertonie

Es darf angenommen werden, daß eine erbliche Anlage zur Hypertonie in
der Bevölkerung sehr häufig ist und daß Umwelteinflüsse, in Wechsel-
wirkung mit den genetischen Faktoren, die Höhe des Blutdrucks entscheidend beeinflussen. Zu den möglichen Umweltfaktoren gehören, nach
heutigem Wissen, Ernährung und psychosozialer Streß. Der Rolle des
Streß wird verschieden hohe Bedeutung zuerkannt (20, 29), und es steht
zur Diskussion, in welchem Ausmaß Entspannungstherapien den Blutdruck
senken.
Fest steht, daß der mittlere Blutdruck von Geburt an bis zum Alter
von etwa 20 Jahren gewissermaßen mit dem Kind "wächst" und kontinuierlich ansteigt (16). Dieser Anstieg ist auch unter primitiven Lebens-
verhältnissen zu beobachten (2). Die weitere Zunahme bei Erwachsenen
scheint jedoch vor allem ernährungsbedingt zu sein. Je niedriger der
Salzkonsum, desto niedriger die Häufigkeit der Hypertonie und der Grad
des Blutdruckanstiegs mit dem Alter (Tabelle 7 - 12, 34). In industri-
alisierten Ländern beträgt Kochsalz Konsum ca. 15 g., und es besteht
Grund zur Annahme, daß eine Reduktion auf 3-4 g, besonders bei Kindern
von Hypertonikern, den Anstieg des Blutdrucks mit dem Alter verlang-
samen würde. Hierbei ist zu beachten, daß für die Prophylaxe möglicherweise eine weniger rigorose Einschränkung notwendig ist als für
die Therapie.
Abgesehen vom Salzkonsum ist Übergewicht mit der Höhe des Blutdrucks und dessen Anstieg mit dem Alter eng verknüpft (6, 36). Gewicht
und Blutdruck sind schon im Jugenalter korreliert (19, 37), und diese
Beziehung stellt einen universalen Befund bei Erwachsenen dar (6, 36).
Es ist klinisch wohl bekannt, daß eine Einschränkung der Salzzufuhr
(23) und eine Gewichtsabnahme den Blutdruck senken können. Dies soll
sogar ohne Reduktion des Salzkonsums möglich sein (26). Besonders be-
eindruckend vom Standpunkt der Prävention aus sind aber Beobachtungen
aus prospektiven, epidemiologischen Studien, wie in Framingham (1),
daß Gewichtszunahme und Blutdruckanstieg stark korreliert sind. Die
Evans-County-Studie (36) zeigt, daß Übergewicht und Gewichtszunahme
unabhängig und additiv zur Hypertonie führen (Tabelle 8). Die Wahr-

Tabelle 7. Salzkonsum und Hypertonie (HT): Geographische Unterschiede (12,34)

Salzkonsum pro Tag NaCl (g)	mEq Na	Prävalenz der HT[a]	Blutdruckanstieg mit Alter
< 0,6	< 10	O	O
0,6-4	10-70	um 5%	leicht
4-20	70-350	um 15%	stark
> 20	> 350	um 30%	steil

[a]bei Erwachsenen

Tabelle 8. Neue Fälle von Hypertonie nach Gewicht und Gewichtszunahme. Evans County Studie: 582 Männer u. Frauen, Alter 35-59 Jahre (36)

Übergewicht in 1960[a]	Gewichtszunahme $\geq$ 4,5 kg zwischen 1960 und 1967	Neue Fälle (Inzidenz) pro 100 von diastolischem Druck $\geq$ 95 mm Hg %
O	O	10
O	+	21
+	−	37
+	+	58
Total		17

[a]Gewicht/Länge^2 in den obersten 12,5%

scheinlichkeit, in 7 Jahren hyperton zu werden, beträgt ungefähr 60%
bei bereits Adipösen, die weiter zunehmen, und ist damit 6 mal höher
als bei konstant Normalgewichtigen. Präventive Maßnahmen sprechen für
sich selbst!

6. Zusammenfassung

Aus Studien innerhalb von Familien und prospektiven Beobachtungen ergibt sich, daß eine Tendenz zur Hypertonie schon im Kindes- und Jugendalter feststellbar ist. Die Hypertonie tritt bei Erwachsenen häufig auf und ist mit einem großen Risiko kardiovaskulärer Komplikationen behaftet. Es ist deshalb nicht nur nötig, sie zu behandeln, sondern auch ihr Entstehen so weit wie möglich zu verhindern. Dabei spielen Einschränkung des Salzkonsums und Verhütung von Übergewicht eine wichtige Rolle.

Literatur

1. Ashley, E.W., Jr., Kannel, W.B.: Relation of weight change to changes in atherogenic traits: The Framingham Study. J. Chronic Dis. 27 (1974)

2. Beaglehole, R., Salmond, C.E., Prior, L.A.M.: Blood pressure studies in Polynesian children. In: Epidemiology and control of hypertension. O. Paul (ed.) S. 407. New York, London: Stratton 1975
3. Beaglehole, R., Salmond, C.E., Eyles, E.F.: A longitudinal study of blood pressure in Polynesian children. Am. J. Epidemiol. 105, 87 (1977)
4. Berglund, G., Wilhelmsen, L., Sannerstedt, R., Hansson, L., Andersson, O., Sivertsson, R., Wedel, H., Wikstrand, J.: Coronary heart disease after treatment of hypertension. Lancet 1978I, 1
5. Blackburn, H.: Ischemic heart disease. The challenge, the controversy and the potential of prevention. Arch. Mal. Coeur 68 (numéro special), 81 (1975)
6. Chiang, B.N., Perlman, L.V., Epstein, F.H.: Overweight and hypertension - a review. Circulation 34, 403 (1969)
7. Deutscher, S., Epstein, F.H., Kjelsberg, M.O.: Familial aggregations of risk factors associated with coronary heart disease. Circulation 33, 911 (1966)
8. Epstein, F.H.: Epidemiologie der Hypertonie (Editorial). Schweiz. Med. Wochenschr. 106, 97 (1976)
9. Epstein, F.H.: Die Epidemiologie der Hypertonie. Der Prakt. Arzt. 13, 1684 (1976)
10. Epstein, F.H.: (unveröffentlichte Daten aus der Tecumseh Studie)
11. Feinleib, M., Garrison, R., Borhani, N., Roseman, R., Christian, J.: Studies of hypertension in twins. In: Epidemiology and control of hypertension. O. Paul (ed.) S. 3. New York, London: Stratton 1975
12. Freis, E.D.: Salt, volume and the prevention of hypertension. Circulation 53, 589 (1976)
13. Gordon, T., Sorlie, P., Kannel, W.B.: Problems in the assessment of blood pressure: The Framingham studie. Int. J. Epidemiol. 5, 327 (1976)
14. Hypertension and coronary heart disease: Classification and criteria for epidemiological studies. First report of the Expert Committee on Cardiovascular Diseases and Hypertension. Geneva: World Health Organization 1959
15. Hypertonie: Methodik und Ergebnisse einer Vorsorgeuntersuchung in einem chemischen Großbetrieb. Wagner, G. (Hrsg.). Stuttgart, New York: Schattauer 1976
16. Johnson, B.C., Epstein, F.H., Kjelsberg, M.O.: Distributions and familial studies of blood pressure and serum cholesterol levels in a total community - Tecumseh, Michigan. J. Chronic Dis. 18, 147 (1965)
17. Kannel, W.B.: Epidemiology of cerebrovascular disease. In: Cerebral arterial disease. R.W.R. Russel (ed.), p. 1. Edinburgh, London, New York: Churchill-Livingstone 1976
18. Kass, E.H., Rosner, B., Zinner, S.H., Margolius, H.S., Lee, Y.H.: Studies on the origin of human hypertension. Postgrad. Med. J. 53, 145 (1977)
19. Lauer, R.M., Connor, W.E., Leaverton, P.E., Reiter, M.A., Clarke, W.R.: Coronary heart disease risk factors in schoolchildren: The Muscatine study. J. Pediatr. 86, 697 (1975)
20. Marx, J.L.: Stress: role in hypertension debated. Science 198, 905 (1977)
21. Mathewson, F.A.L., Corne, R.A., Nelson, N.A., Hill, N.L.: Blood pressure characteristics of a select group of North American males, followed for 20 years. Can. Med. Assoc. J. 106, 549 (1972)
22. Oberman, A., Lane, N.E., Harlan, W.R., Graybiel, A., Mitchell, R.E.: Trends in systolic blood pressure in the thousand aviator cohort over a twenty-four year period. Circulation 36, 812 (1967)
23. Parijs, J., Joossens, J.V., Linden, L. van der, Verstreken, G., Amery, A.K.P.C.: Moderate sodium restriction and diuretics in the treatment of hypertension. Am. Heart J. 85, 22 (1973)
24. Pickering, G.W.: High Blood Pressure. New York: Grune and Stratton, 1955 (2nd edition, London: Churchill 1968)
25. Reader, R.: Nine therapeutic trials in mild hypertension. In: Hypertension and stroke control in the community. S. Hatano, I. Shigematsu, T. Strasser (eds.), p. 258. Geneva: World Health Organization 1976
26. Reisin, E., Abel, R., Modan, M., Silverberg, D.S., Eliahou, H.E., Modan, B.: Effect of weight loss without salt restriction on the reduction of blood pressure in overweight hypertensive patients. New Engl. J. Med. 298, 1 (1978)
27. Rose, G.: Detection of high coronary risk. Postgrad. Med. J. 52, 452 (1976)

28. Rosner, B., Hennekens, C.H., Kass, E.H., Miall, W.E.: Age-specific correlation analysis of longitudinal blood pressure data. Am. J. Epidemiol. $\underline{106}$, 306 (1977)
29. Schaefer, H., Blohmke, M.: Herzkrank durch psychosozialen Stress. Heidelberg: Hüthig 1977
30. Stamler, J., Stamler, R., Rhomberg, P., Dyer, A., Berkson, D.M., Reedus, W., Wannamaker, J.: Multivariate analysis of the relationship of six variables to blood pressure: findings from Chicago Community Surveys 1965-1971. J. Chronic Dis. $\underline{28}$, 499 (1975)
31. Stamler, J., Stamler, R., Riedlinger, W.F., Algera, G., Roberts, R.H.: Hypertension screening of 1 Million americans. J. Am. Med. Assoc. $\underline{235}$, 2299 (1976)
32. Strasser, T.: Community control of hypertension - international activities. Health Serv. Rep. $\underline{88}$, 387 (1973)
33. The Pooling Project Research Group: Relationship of blood pressure, serum cholesterol, smoking habit, relative weight and ECG abnormalities to incidence of major coronary events: Final report of the Pooling Project. J. Chronic Dis. $\underline{31}$, 201 (1978)
34. Tibblin, G., Eriksson, C.G.: The prevention of hypertension. Acta Med. Scand. $\underline{606}$ (Suppl.), 101 (1977)
35. Tyroler, H.A.: The Detroit project studies of blood pressure. A prologue and review of related studies and epidemiological issues. J. Chronic Dis. $\underline{30}$, 613 (1977)
36. Tyroler, H.A., Heyden, S., Hames, C.G.: Weight and hypertension: Evans County Studies of Blacks and Whites. In: Epidemiology and control of hypertension. O. Paul (ed.), p. 177. New York, London: Stratton 1975
37. Voors, A.W., Webber, L.S., Frerichs, R.R., Berenson, G.S.: Body height and body mass as determinants of basal blood pressure in children - The Bogalusa Heart Study. Am. J. Epidemiol. $\underline{106}$, 101 (1977)
38. Zinner, S.H., Levy, P.S., Kass, E.H.: Familial aggregation of blood pressure in childhood. New Engl. J. Med. $\underline{284}$, 402 (1971)
39. Zinner, S.H., Martin, L.F., Sacks, F., Rosner, B., Kass, E.H.: A longitudinal study of blood pressure in childhood. Am. J. Epidemiol. $\underline{100}$, 437 (1974)
40. Zinner, S.H., Rosner, B.R., Kass, E.H.: Eight-year follow-up of blood pressures in childhood. In: CVD Epidemiology Newsletter, Am. Heart Ass. $\underline{20}$, 18 (1976)

Regulation des normalen Kreislaufs

O. H. Gauer*

1. Einleitung

Guyton's bekanntes elektronisches Modell der "Overall Regulation of
the Circulation" wurde in zehn Jahren aus relativ einfachen Grundvor-
stellungen entwickelt (8). Durch Einfügen von mehr und mehr Funktions-
gliedern wurde es zunehmend besser geeignet, als input-output-Modell
Antworten und Eingriffe in das System zu simulieren. Sobald jedoch
perfekte Simulation erreicht wird, wird das Modell für den Betrachter
nicht leichter zu verstehen sein als das biologische Original selbst.
Im folgenden wird versucht, durch Auflösung des Problemkomplexes in
wenige Teilprobleme soweit wie möglich anschaulich zu bleiben und am
Schluß eine Synthese zu versuchen.

2. Die funktionelle Anatomie des Kreislaufs

Die Abbildung gibt ein bizarr erscheinendes Bild von der funktionellen
Anatomie des Kreislaufs. Es betont vor allem die Verteilung des Blutvolumens und der Dehnbarkeit der Gefäße (6). Wir unterscheiden das
wenig dehnbare arterielle Stromverteilungssystem (in der Abb. rechts)
das 15% des Blutvolumens enthält. Der mittlere Druck in diesem System
beträgt etwa 100 mmHg. Das Niederdrucksystem (links) reicht von den
Kapillaren über den Venenstamm, das rechte Herz und den Lungenkreis-
lauf bis in den linken Ventrikel in Diastole. Die Wände sind sehr dehn-
bar. Obwohl das Volumen etwa 85% des Blutvolumens beträgt, sind erhebliche Gefäßbezirke dieses kapazitiven Systems unter dem Einfluß der
Schwerkraft teilweise oder ganz kollabiert. Die Drucke überschreiten
normalerweise in keinem Abschnitt 15-20 mmHg. Der schattierte Bereich
stellt das zentrale Blutvolumen dar, aus dem der linke Ventrikel auch
dann noch etwa 5 Schlagvolumina entnehmen kann, wenn der venöse Rück-
strom völlig sistieren sollte. Die Größe dieses Reservoirs bestimmt
die Anpassungsbreite des Schlagvolumens des linken Ventrikels an seine
stets wechselnde Kontraktionskraft. Die Wände dieser kritischen Region
sind dicht mit Mechanorezeptoren besetzt, die ideal geeignet sind, den
Füllungsdruck des linken Ventrikels zu registrieren (2).
   Die Ablösung der klassischen Einteilung in großen und kleinen Kreislauf durch eine Unterscheidung nach der Höhe des jeweils herrschenden
Druckes erscheint auf den ersten Blick als unkritisch. Der springende
Punkt ist, daß die Drucke in den beiden Systemen nach völlig verschiedenen Prinzipien reguliert werden. Ehe wir uns der Regulation des Gesamtkreislaufs zuwenden können, müssen wir versuchen, die Prinzipien
der Regulation des arteriellen Drucks einerseits und des Füllungs-

---

*Institut für Physiologie der Freien Universität Berlin, Arnimallee 22,
1000 Berlin 33.

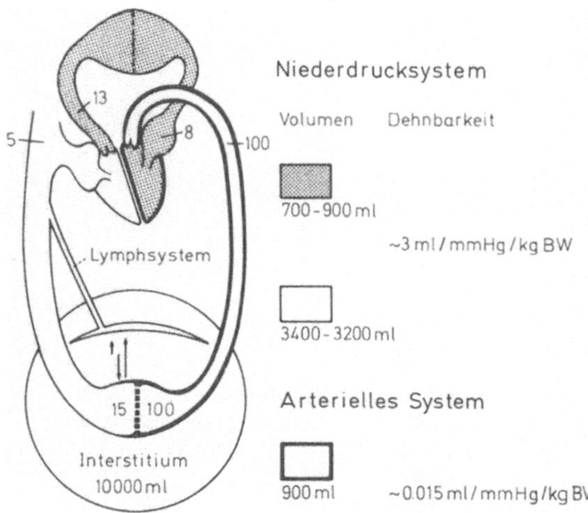

Abb. 1. Funktionelle Anatomie des Kreislaufsystems. Das Diagramm betont die Verteilung des Blutvolumens und der relativen Dehnbarkeit des arteriellen Systems einerseits und des Niederdrucksystems andererseits. Die Zahlen geben die mittleren Drucke in mmHg in den einzelnen Kreislaufabschnitten an. Der schattierte Bereich ist Teil des Niederdrucksystems und beschreibt das Füllungsreservoir des linken Ventrikels, das mit Mechanorezeptoren dicht besetzt ist (6)

druckes des Herzens andererseits soweit wie möglich getrennt zu analysieren.

Um das Wichtigste vorwegzunehmen: Der Druck im arteriellen System ist rein dynamisch eine Funktion des Herzminutenvolumens und des totalen peripheren Strömungswiderstandes. Der Druck im Niederdrucksystem hängt dagegen weitgehend von der Größe des Blutvolumens und des Dehnungswiderstandes des Gesamtkreislaufs ab. Zum Kehrwert des Dehungswiderstandes, der effektiven Compliance des Gesamtkreislaufs, liefert das Arteriensystem nur einen relativ sehr kleinen Beitrag.

3. Regulation des arteriellen Druckes

Der arterielle Mitteldruck, pm, ist eine einfache Funktion des Herzminutenvolumens, HMV, und des totalen peripheren Strömungswiderstandes, TPR:

$$pm = HMV \cdot TPR$$

3.1 Anpassung durch Strukturänderung

Größe und Leistung der Herzpumpe einerseits und die Dimension der Gefäße andererseits, die den Gesamtströmungswiderstand bestimmen, sind genetisch für das Einzeltier determiniert. Sie entwickeln sich im wachsenden Tier gleichzeitig und sind untereinander und auf den jeweiligen Stoffwechsel abgestimmt. Diese Abstimmung beginnt bereits im Embryonalzustand, noch ehe vegetative Nerven nachweisbar sind. Es ist nun höchst bemerkenswert, daß bei fast allen Warmblütern unabhängig von der Körpermasse HMV und TPR so bemessen sind, daß ein mittlerer arterieller Druck von 100-120 mmHg resultiert. Von W.R. Hess stammt, glaube ich, die attraktive Vorstellung, daß der "normale" Blutdruck aus dem Kompromiß zwischen einem raumsparenden und einem energiesparenden Prinzip resultiert. Bei einem durch den Stoffwechsel vorgegebenen Herzminutenvolumen erfordert ein engkalibriges Gefäßnetz hohe Perfusionsdrucke. Soll der Druck bei gleicher Durchblutung niedriger eingestellt werden, um Energie zu sparen, so muß entsprechend der weiteren Strombahn das Volumen der Organe größer sein.

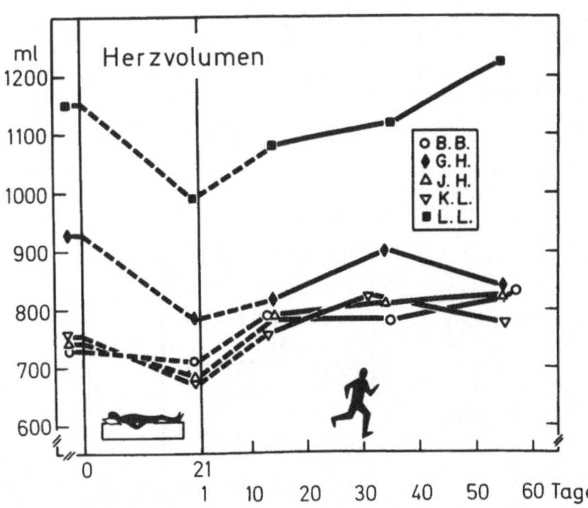

Abb. 2. Zeitlicher Verlauf der Herz-
volumenänderung bei Bettruhe und
Training (17)

Die Langzeitanpassung des Kreislaufs an eine veränderte Leistung erfolgt in erster Linie über eine Änderung der Struktur. Ausmaß und Ge-
schwindigkeit dieser Anpassung lassen sich ohne Schwierigkeit an den
trainingsbedingten Änderungen der Herzgröße ablesen (17) (Abb. 2.).
Korrespondierende Änderungen der Struktur im peripheren Kreislauf sind
sicher vorhanden, aber auf ähnlich einfache Weise nicht sichtbar zu
machen. Sie spielen besonders bei der Adaptation der Wandstruktur der
Widerstandsgefäße eine wichtige Rolle, wenn sich die transmurale Wandspannung ändert (siehe Autoregulation der Gefäße).

3.2 Anpassung über vegetative Reflexe

Von den Biophysikern wird der arterielle Blutdruck gerne als nerval
geregelte Größe behandelt. Wir wollen deshalb im folgenden die mögliche Rolle des Karotissinusreflexes bei der Bestimmung des arteriellen
Druckes kurz einer kritischen Würdigung unterziehen:

a) Koch (11) registrierte 1931 bei der narkotisierten Katze den arteriellen Druck als Funktion des Druckes im isolierten Karotissinus.
   Die so erhaltene "Blutdruckcharakteristik" verläuft S-förmig und
   hat ihre größte Steilheit in Höhe des arteriellen Druckes. Dies
   könnte heißen, daß die Empfindlichkeit des Karotissinusreflexes
   dort am größten ist, wo der "Sollwert" des Blutdruckes liegt. Die
   Blutdruckcharakteristik des wachen Menschen ist dagegen stark un-
   symmetrisch (20). Während eine lokale Drucksenkung im Karotissinus
   zu einer erheblichen Steigerung des arteriellen Druckes führt, ist
   die entsprechende Reaktion auf lokale Drucksteigerung sehr gering,
   d.h. die arteriellen Barorezeptoren scheinen sehr viel besser ein-
   gerichtet zu sein, einen akuten Druckabfall abzuwehren als einen
   Druckanstieg zu dämpfen. Dies erscheint plausibel: Ein gefährlicher
   Druckabfall wird stets von außen, sozusagen unerwartet, verursacht,
   z.B. durch Gravitationskräfte, Hitzeeinwirkung oder Blutverlust;
   ein exzessiver Blutdruckanstieg ist dagegen in der Regel nur möglich über "Befehle" übergeordneter Formationen, gegen die kein Kraut
   gewachsen ist.
b) McCubbin u. Mitarb. (14) fanden, daß bei der Entwicklung eines renalen Hochdrucks die Empfindlichkeit des Karotissinusreflexes eher
   zunimmt. Der pathologisch hohe Druck wird durch die Tätigkeit der
   Barorezeptoren nicht herabgesetzt, sondern fixiert. Dieser Zustand
   kann formal als eine Heraufsetzung des "Sollwerts" beschrieben werden. Damit ist jedoch nichts erklärt.

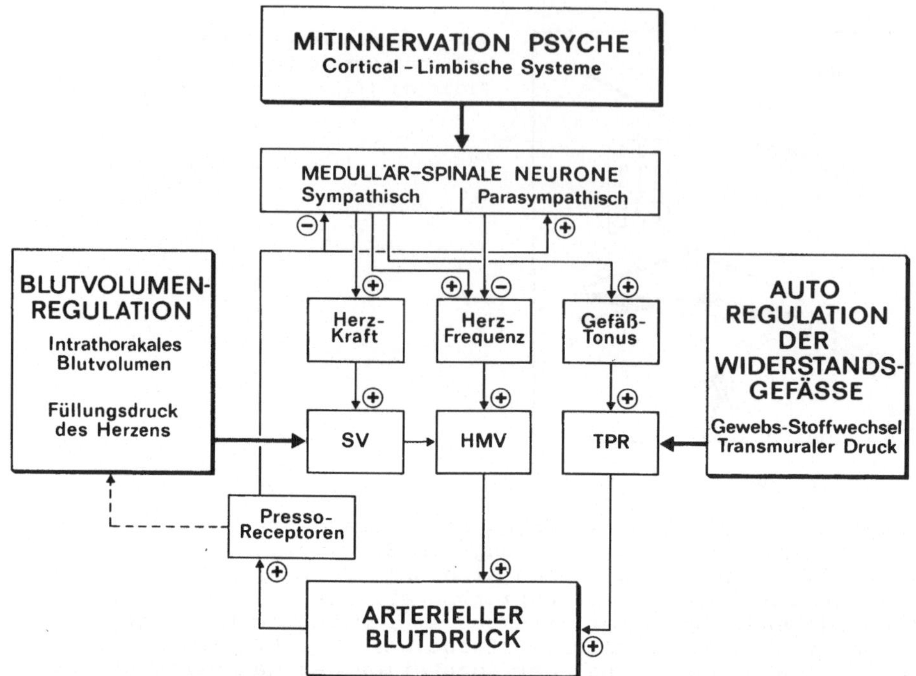

Abb. 3. Regulation des arteriellen Druckes. Der "klassische" Regelkreis des arteriellen Druckes ist dargestellt zusammen mit den drei Faktoren Mitinnervation und Psyche,
Regulation des Blutvolumens und Autoregulation der Widerstandsgefäße, die diesen Regelkreis beherrschen. Bei normalem oder vergrößertem Blutvolumen bestimmen die Rezeptoren im Niederdrucksystem die Volumenregulation. Bei Blutverlusten von 10% und mehr
gewinnen die arteriellen Barorezeptoren zunehmend Einfluß (punktierter Pfeil)

c) Pulsierende Reize wirken stärker als Gleichdruckreize, deren Höhe
   dem Mitteldruck des Reizes entsprechen (3).
d) Efferente sympathische Impulse in die Karotissinusregion dämpfen
   die Empfindlichkeit des Reflexes (16).
e) Denervierung der Barorezeptoren führt beim wachen Hund nach einer
   Episode der sogenannten Denervationshypertonie chronisch nicht zu
   einer signifikanten Erhöhung des arteriellen Mitteldrucks. Der
   Druck ist lediglich weniger stabil und zeigt bei äußeren Reizen vorübergehende überschießende Reaktionen. Man kann aufgrund dieser Beobachtung den Barorezeptoren einen dämpfenden Einfluß zusprechen (2).

Die Erwartung, daß die "reflektorische Selbststeuerung des Kreislaufs"
(11) über Barorezeptoren eine Langzeitstabilisierung des arteriellen
Blutdrucks auf der "normalen" Höhe gewährleistet, hat sich also nicht
erfüllt. Das Auftreten einer arteriellen Hypertonie muß daher Ursachen
haben, die außerhalb dieses Regelkreises liegen.
   Abbildung 3 zeigt in ihrem Mittelteil das Netz von efferenten und
afferenten Bahnen, die in medullär-spinalen Neuronen verknüpft sind.
Dieser klassische "Regelkreis" ist an drei Stellen den mächtigen Einflüssen von Faktoren ausgesetzt, die die arterielle Hämodynamik und
ihren sichtbarsten Parameter, den arteriellen Blutdruck, beherrschen.
Diese Faktoren sind:

a) Mitinnervation und Psyche,
b) Autoregulation der Widerstandsgefäße,
c) Regulation des Blutvolumens.

3.3 Mitinnervation, Psyche

Die kontinuierliche Messung des Blutdrucks zeigt große Schwankungen
im Laufe des Tages. Dies wird besonders eindrucksvoll in dem Film
"Blutdrucktelemetrie" von K. Bachmann (Sandoz-Film, Code-No. A26) de-
monstriert. Impulse aus dem Kortikallimbischen System steuern nicht
nur die Tätigkeit peripherer Organe, insbesondere der Muskulatur, sondern gleichzeitig über das vegetative System initial das Herzminutenvolumen und zu einem gewissen Grade die Organdurchblutung. Diese Steuerung hat sich als erstaunlich organspezifisch erwiesen. Ist ein steady
state erreicht, dann wird der Grad der Gefäßerweiterung durch den
lokalen Stoffwechsel bestimmt. Bei Muskelarbeit sind HMV und TPR so
abgestimmt, daß in der Regel eine mäßige Erhöhung des mittleren Blutdrucks über den Ruhewert resultiert (12). Bei psychischer Erregung
steigt das Herzminutenvolumen ähnlich wie bei körperlicher Arbeit, der
Stoffwechsel und damit der TPR bleiben jedoch unverändert. Entsprechend
steigt der Blutdruck (1, 9).

3.4 Autoregulation der Widerstandsgefäße

Die glatte Muskulatur der Widerstandsgefäße hat einen organspezifi-
schen Basistonus, der auch im völlig denervierten Gefäß erhalten
bleibt. Entsprechend der Stoffwechselintensität passen Stoffwechselprodukte korrespondierend den basalen Gefäßmuskeltonus und damit die
Durchblutung dem Bedarf an. Nervale Impulse werden unwirksam (12). Dagegen reagiert bei gegebenen Blutbedarf die Gefäßmuskulatur auf eine
Erhöhung des Blutdrucks und also auch der Wandspannung der Widerstandsgefäße mit einer Verkürzung der Gefäßwandmuskulatur. Die dadurch her-
vorgerufene Erhöhung des Strömungswiderstandes ist so bemessen, daß
die Durchblutung - oder in der Niere, wo diese autoregulatorischen Vor-
gänge zuerst besondere Aufmerksamkeit fanden, der Filtrationsdruck -
konstant gehalten wird, unabhängig von akzidentellen Schwankungen des
Blutdrucks.
   Nach der bereits erwähnten Regel, daß Belastungen zu Strukturände-
rungen führen, hypertrophiert die Muskularis bei erhöhtem Druck in den
Gefäßen. Das Verhältnis zwischen Mediadicke und Innenradius des Ge-
fäßes nimmt zu. Wie Folkow (5) zeigte, erzeugt diese Änderung der Ge-
fäßgeometrie eine Sensibilisierung: auch bei unveränderter Empfindlichkeit der einzelnen Muskelzelle führt ein "normaler" konstriktorischer
Impuls zu einer verstärkten Zunahme des Strömungswiderstandes und damit zu einem weiteren Anstieg des Blutdrucks. Es entwickelt sich ein
Circulus vitiosus, der immer dann eingeleitet wird, wenn das HMV höher
steigt als es der Stoffwechselintensität der Peripherie entspricht.
   Wie seit langem bekannt, kann das HMV über sympathische Impulse,
die im kortikallimbischen System ausgelöst werden, drastisch erhöht
werden (siehe oben). Die zweite Möglichkeit, das HMV unabhängig vom
Stoffwechsel des Organismus zu erhöhen, geht über den Frank-Starling-
Mechanismus, wenn infolge einer gestörten Regulation des Blutvolumens
der Füllungsdruck des Herzens steigt. Die Komplexität der Volumenregulation, die erst in letzter Zeit zu Tage trat, erfordert eine ausführ-
liche Besprechung.

4. Regulation des Blutvolumens

Abbildung 4 beschreibt die Wege, auf denen eine Regulation des Blutvolumens möglich ist. Der rechteckige Rahmen des Diagramms ist einem
Modell der Gesamtregulation des Kreislaufs von Guyton und Coleman
(zit. in 8) entnommen. Dieses Modell beruht auf der Annahme, daß die

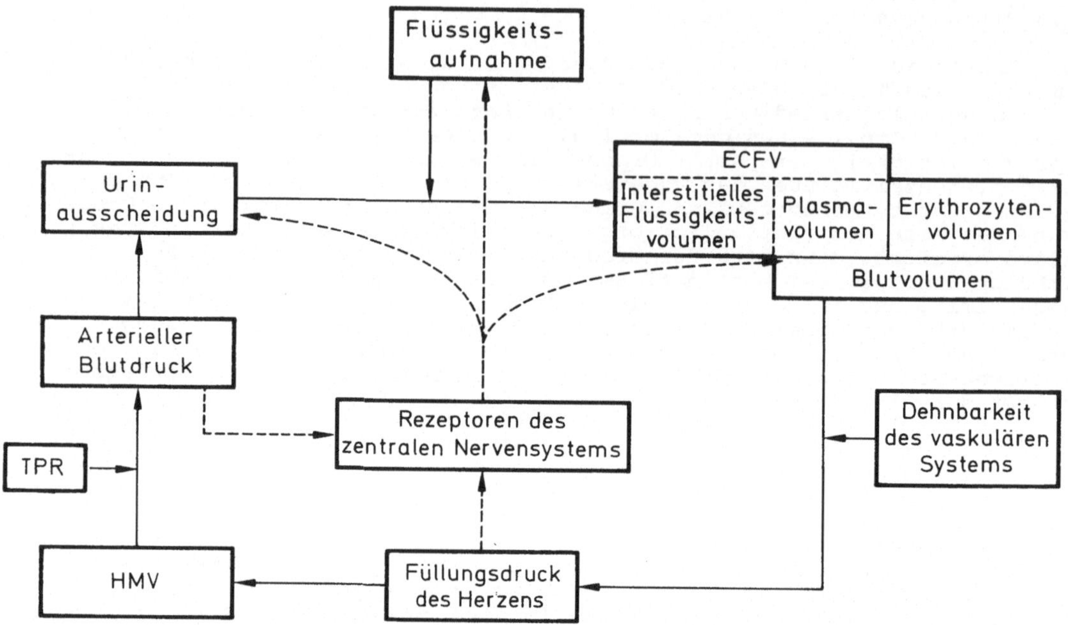

Abb. 4. Wege der Volumenregulation. Die Regulation des extrazellulären Flüssigkeitsvolumens (ECFV) ist einerseits (8) möglich über einen mechanischen Rückkoppelungs-
kreis (ausgezogene Pfeile), andererseits (6) über einen Reflexmechanismus, der von
Dehnungsrezeptoren im intrathorakalen Kreislauf gesteuert wird und unter Einbeziehung aller neurohormonaler Faktoren, die den Salz-Wasserhaushalt beherrschen, in die
Nierenfunktion, II, den Durstmechanismus, I, und den Filtrationsdruck in der Mikrozirkulation, III, eingreifen (punktierte Pfeile). Der Reflexmechanismus kann den
Füllungsdruck des Herzens rektifizieren, ehe das HMV sich signifikant geändert hat
(6) (siehe Text)

Urinausscheidung pro Zeit eine Funktion des arteriellen Blutdrucks ist.
In der rechten oberen Ecke beginnend können wir die Ereignisse verfolgen, die ein Blutverlust auslöst. Der damit verbundene Plasmaverlust
führt zu einer Abnahme des extrazellulären Flüssigkeitsvolumens (ECFV).
Bei einer gegebenen Dehnbarkeit des Kreislaufsystems wird der Füllungsdruck des Herzens fallen und das HMV abnehmen. Solange der totale periphere Widerstand (TPR) konstant bleibt, muß der arterielle Druck und
deshalb das Urinzeitvolumen abnehmen. Bei konstanter Flüssigkeitsauf-
nahme nimmt daher das ECFV zu, und das Blutvolumen erreicht schließlich seinen normalen Wert, wenn auch mit einem erniedrigten Hämatokrit.
Dieses System wird sicher als Antwort auf große Volumenänderungen funk-
tionieren. Es gibt jedoch sehr zahlreiche und vielfältige Beweise dafür, daß der Füllungsdruck des Herzens durch Mechanorezeptoren über-
wacht wird, die über das autonome Nervensystem die Nierenfunktion (II)
und den Durstmechanismus (I) regulieren. Schließlich kann durch Änderung des Filtrationsdruckes die Grenze zwischen interstitiellem Volumen und Plasmavolumen nach rechts oder links verschoben werden (III)
(6).
    Ein solches Reflexsystem kann nur funktionieren, wenn zwei Bedingun-
gen erfüllt sind:
a) Es müssen Mechanorezeptoren in besonders dehnbaren Abschnitten des
   Niederdrucksystems existieren, die kleine Änderungen der Wandspannung als Folge kleiner Änderungen des Blutvolumens registrieren.

b) Der intravasale Druck und damit die Wandspannung im Niederdrucksystem müssen eine definierte Funktion des Volumens sein.

Beide Bedingungen treffen zu.

4.1 Volumenregulation über intrathorakale Rezeptoren

Ein Teil der seit vielen Jahren bekannten kardialen Rezeptoren scheint
ideal geeignet zu sein, Füllungsänderungen der Herzhöhlen zu registrieren (6). Über extrathorakale Rezeptoren im Niederdrucksystem ist wenig
bekannt. Wie nach Abbildung 4 zu erwarten, löst eine isoosmotische Expansion des Blutvolumens eine Diurese aus. Falls die intrathorakalen
Rezeptoren für die Auslösung der Diurese nach Expansion des Gesamtblut-
volumens verantwortlich sind, müßte es möglich sein, diese Diurese auch
durch Umverteilung des Blutvolumens, z.B. durch Unterdruckatmung, zu
erzeugen. Dies ist der Fall (Abb. 5). Durch partielle Stauungen im intrathorakalen Kreislauf ist es gelungen, wichtige Rezeptorenfelder in
den Herzvorhöfen zu lokalisieren. Afferente Signale werden vorwiegend
in den Vagi geleitet (6).
   Eine probate Methode, den zentralen Volumenreiz über Stunden und
Tage aufrechtzuerhalten, ist die Immersion des Probanden in ein ther-
moindifferentes Bad (Abb. 6). Neben hämodynamischen Effekten hat dieser Volumenreiz eine sehr starke Wirkung auf den Salz-Wasserhaushalt.
Besonders Epsteins Untersuchungen (4) demonstrierten in eindrucksvol-
ler Weise, daß auf der Effektorseite alle neurohormonalen Mechanismen
beteiligt sind, die wir als Regulatoren des Salz-Wasserhaushaltes ken-
nen (Abb. 7). In der Tat reagieren diese Faktoren auf Volumenreize mit
einer Empfindlichkeit und Präzision, wie sie durch die klassischen

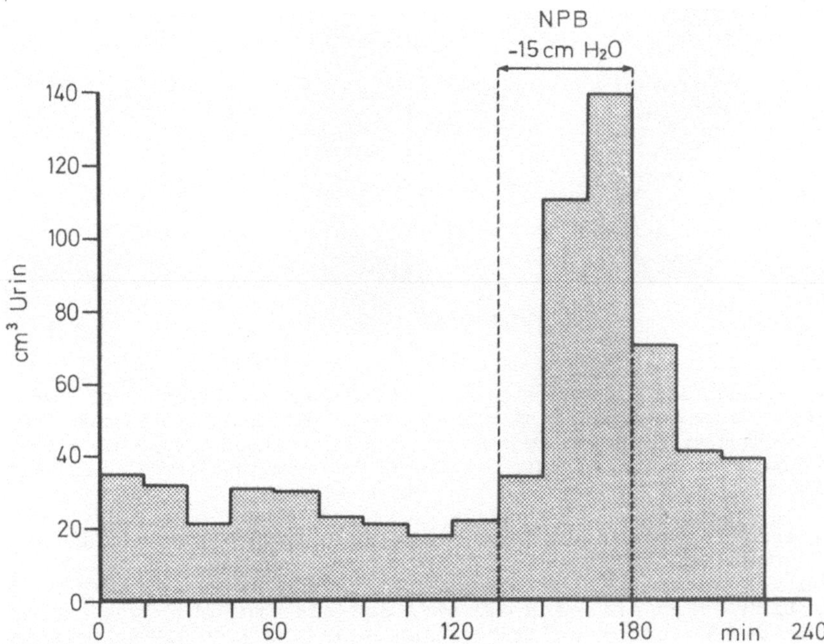

Abb. 5. Diurese bei konstanter Unterdruckatmung (NPB = negative pressure breathing)
von 15 cm H_2O beim Menschen. Verlauf und Art der Diurese sind identisch mit einer
Diurese, die durch orale Wasseraufnahme ausgelöst wird (18)

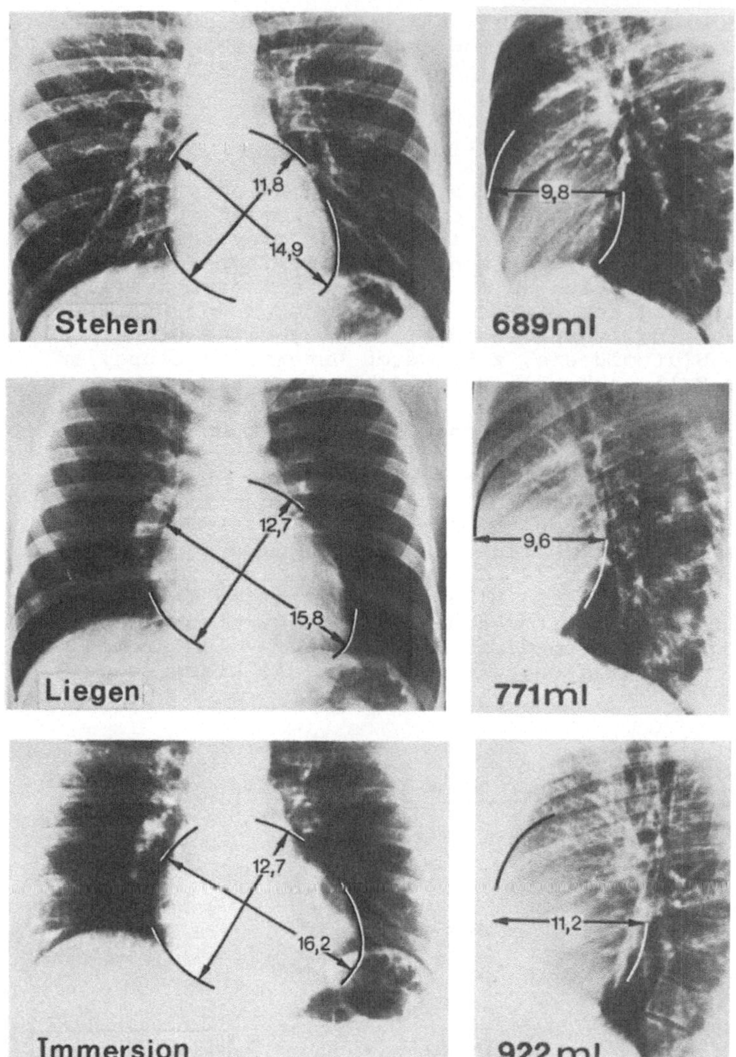

Abb. 6. Effekt von Lageänderung und Immersion bis zum Hals auf das Herzvolumen. Die Volumina, die aus den röntgenometrisch bestimmten Durchmessern (cm) berechnet wurden, finden sich in den rechten Bildausschnitten. Bei 9 Versuchspersonen betrug die mittlere Volumenzunahme zwischen Stehen in Luft und Stehen im Wassertank 180 ± 62 ml, die maximale Zunahme 320 ml (13)

Reize schwer zu erzielen sind. Da der Reflex auch nach Tagen nicht adaptiert, sind erhebliche Eingriffe in den Salz- und Wasserhaushalt möglich. Im Hinblick auf das Thema dieses Symposiums soll an dieser Stelle nachdrücklich daran erinnert werden, daß alle in Abbildung 7 aufgeführten Hormone der Volumenregulation auch sehr stark vasokonstriktorisch wirken. Auf diesen Aspekt der Volumenregulation im Rahmen des Hypertoniegeschehens weisen die sehr interessanten Beobachtungen von Möhring u. Mitarb. hin, die eine wichtige Rolle des Vasopressins bei der Genese der malignen Goldblatthypertonie bei der Ratte wahrscheinlich machen (15).

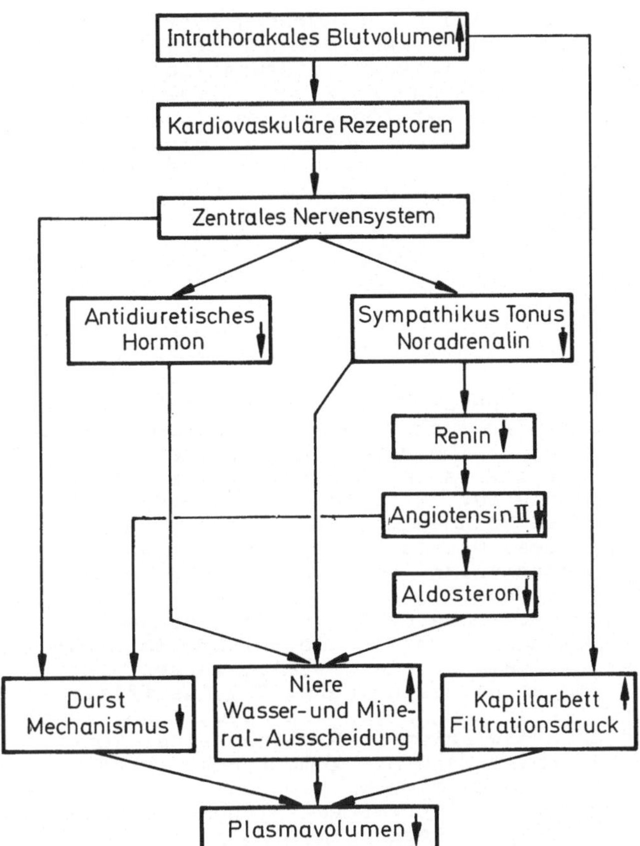

Abb. 7. Regulation des Plasmavolumens nach Expansion des intrathorakalen Blutvolumens. Eine 6-8stündige Erhöhung des intrathorakalen Volumens durch Immersion bis zum Hals führt zu einer Abnahme des Plasmavolumens um 8-15%. Die Regulationsmechanismen beeinflussen die Nierenfunktion, den Durstmechanismus und den Filtrationsdruck in der Mikrozirkulation. Die Effektorseite des Regelkreises bedient sich sämtlicher bekannter neurohormonaler Faktoren, die den Wasser- und Salzhaushalt bestimmen. Zur Vereinfachung wurde die wahrscheinliche Rolle saluretischer Faktoren und die Interferenz einzelner Faktoren, die zum Teil stark vasokonstriktorisch wirken können, nicht dargestellt (6)

4.2 Die effektive Compliance von Kreislaufsystem und ECFV

Unerwartet kam die Beobachtung, daß die effektive Compliance des Kreislaufs definiert als Δ Blutvolumen (Δ zentraler Venendruck · kg Körpergewicht) den Charakter einer biologischen Konstante hat. Sie beträgt beim Menschen und Hund ca. 2,3-3,3 ml/mmHg · kg Körpergewicht (6).

Nach Guyton kann man dem interstitiellen Raum eine Compliance zuordnen (7). Diese Compliance liegt in der gleichen Größenordnung wie die Compliance des Kreislaufsystems, d.h. unter normalen Bedingungen kann die Regulation des gesamten ECFV durch intravasale Mechanismen besorgt werden. Besondere interstitielle Rezeptoren sind nicht erforderlich. Ein weiterer wichtiger Befund wurde von Kirsch u. Mitarb. (10) erhoben: Bei fortschreitender Dehydrierung fallen zunächst ECFV, Plasmavolumen und CVP gemeinsam ab. Bei stärkerer Dehydrierung wird

20

Plasmavolumen auf Kosten des interstitiellen Volumens gespart. Trotz
eines jetzt stabilisierten Plasmavolumens sinkt der CVP parallel zum
ECFV weiter, d.h. der Reiz für Flüssigkeitskonservierung (fallender
CVP) wird bei fortschreitender Dehydrierung trotz konstantem Plasmavolumen kontinuierlich verstärkt. Diese Befunde sind am einfachsten
durch eine Blutvolumenverschiebung in die Peripherie bei sinkendem interstitiellem Druck zu erklären. In diesem Zusammenhang sind Beobachtungen von Floyers Gruppe (19) zu nennen, die Veränderungen der Ge-
webscompliance beobachtet hat, die wahrscheinlich durch einen renalen
Faktor induziert werden.

5. Schlußbemerkung

Um die scharfe Trennung zwischen der Physiologie der arteriellen Hämodynamik und der Physiologie des Niederdrucksystems zu apostrophieren,
hat der Autor seine Studenten gelegentlich darauf hingewiesen, daß das
pathophysiologische Substrat für ein Versagen der arteriellen Druck-
homöostase die arterielle Hypertonie ist, während die Stauungsinsuf-
fizienz als Zeichen einer gestörten Volumenregulation anzusehen sei.
Nach neueren Erfahrungen bleibt diese Unterscheidung zu sehr an der
Oberfläche. Es ist vielmehr wahrscheinlich, daß, von geringen Ausnahmen abgesehen, die beiden so unterschiedlichen Krankheitsbilder in
pathologischen Ereignissen im Niederdrucksystem ihre gemeinsame Wurzel
haben. Ob bei einer gestörten Volumenregulation die Weichen in Richtung Ödemerkrankung oder arterielle Hypertonie gestellt werden, ist
vielleicht nur eine Frage der Kompetenz des Herzens. Bei insuffizien-
tem Herzen wäre der Endzustand venöse Kongestion und Ödem. Eine, wenn
auch kleine Abweichung der Volumenregulation in Richtung einer Ver-
größerung des intrathorakalen Volumens kann bei kompetentem Herzen
(normaler oder erhöhter Inotropie) im Zusammenwirken eines erhöhten
Herzminutenvolumens mit den autoregulatorischen Reaktionen der Widerstandsgefäße zur arteriellen Hypertonie führen. Im Hinblick auf die
starken vasokonstriktorischen Eigenschaften der neuro-hormonalen Effek-
tormechanismen der Volumenregulation erscheint daneben die Hypothese
erlaubt, daß der Blutdruck schon beeinflußt werden kann, noch ehe eine
signifikante Steigerung des Herzminutenvolumens meßbar wird.

Für editorielle Hilfe bin ich Fräulein L. Schepeler zu großem Dank verpflichtet.

Literatur

1. Brod, J., Fencl, V., Heil, Z., Jirka, J.: Circulatory changes underlying blood
   pressure elevation during acute emotional stress (mental arithmetic) in normotensive and hypertensive subjects. Clin. Sci. 18, 269 (1959)
2. Cowley, A.W., Jr., Liard, J.F., Guyton, A.C.: Role of the baroreceptor reflex
   in daily control of arterial blood pressure and other variables in dogs. Circ.
   Res. 32, 564 (1973)
3. Ead, H.W., Green, J.H., Neil, E.: The comparison of the effects of pulsatile and
   non-pulsatile blood flow through the carotid sinus on the reflexogenic activity
   in the sinus baroreceptors in the cat. J. Physiol. (London) 118, 509 (1952)
4. Epstein, M.: Cardiovascular and renal effects of head-out water immersion in
   man. Application of the model in the assessment of volume homeostasis. Circ.
   Res. 39, 619 (1976)
5. Folkow, B.: Strukturelle Anpassung peripherer Blutgefäße bei der Entstehung eines
   hohen Blutdruckes. In: Essentieller Hochdruck und seine Behandlung. Dietz, R.,
   Ganten, D., Hofbauer, K.G., Lüth, J.B. (Hrsg.), S. 64, Stuttgart, New York:
   Schattauer 1977

6. Gauer, O.H., Henry, J.P.: Neurohormonal control of plasma volume. Int. Rev. Physiol. $\underline{9}$, 145 (1976)

7. Guyton, A.C.: Interstitial fluid pressure: II. Pressure-volume curves of interstitial space. Circ. Res. $\underline{16}$, 452 (1965)

8. Guyton, A.C., Coleman, Th.G., Granger, H.J.: Circulation: Overall regulation. Annu. Rev. Physiol. $\underline{34}$, 13 (1972)

9. Henry, J.P., Stephens, P.M.: stress, health, and the social environment. A sociobiologic approach to medicine. Schaefer, K.E. (Hrsg.). New York, Heidelberg, Berlin: Springer 1977

10. Kirsch, K., Schultze, G., Lange, L., Echt, M.: Die Bedeutung der Wasserbilanz für die Homöostase des Niederdrucksystems. Verh. Dtsch. Ges. Kreislaufforsch. $\underline{38}$, 227 (1972)

11. Koch, E.: Die reflektorische Selbststeuerung des Kreislaufs. Dresden, Leipzig: Steinkopff 1931

12. Koepchen, H.P.: Kreislaufregulation. In: Herz und Kreislauf. Gauer, O.H., Kramer, K., Jung, R. (Hrsg.), S. 327. München, Wien, Baltimore: Urban & Schwarzenberg 1977

13. Lange, L., Lange, S., Echt, M., Gauer, O.H.: Heart volume in relation to body posture and immersion in a thermoneutral bath. A röntgenometric study. Pflügers Arch. $\underline{352}$, 219 (1974)

14. McCubbin, J.W., Green, J.H., Page, I.H.: Baroreceptor function in chronic renal hypertension. Circ. Res. $\underline{4}$, 205 (1956)

15. Möhring, J., Möhring, B., Petri, M., Haack, D.: Plasma vasopress in concentrations and effects of vasopress in antiserum on blood pressure in rats with malignant two-kidney Goldblatt hypertension. Circ. Res. $\underline{42}$, 17 (1978)

16. Palme, F.: Zur Funktion der branchiogenen Reflexzonen für Chemo- und Pressorezeption. Z. Exper. Med. $\underline{113}$, 415 (1943)

17. Saltin, B., Blomqvist, G., Mitchell, J.H., Johnson, R.L., Jr., Wildenthal, K., Chapman, C.B.: Response to exercise after bed rest and after training. A longitudinal study of adaptive changes in oxygen transport and body composition. Circulation $\underline{38}$, Suppl. VII (1968)

18. Sieker, H.O., Gauer, O.H., Henry, J.P.: The effect of continuous negative pressure breathing on water and electrolyte excretion by the human kidney. J. Clin. Invest. $\underline{33}$, 572 (1954)

19. Snashall, P.D., Boother, F.A.: Interstitial gel swelling pressure in human subcutaneous tissue measured with a cotton wick. Clin. Sci. Mol. Med. $\underline{46}$, 241 (1974)

20. Thron, H.L., Brechmann, W., Wagner, J., Keller, K.: Quantitative Untersuchungen über die Bedeutung der Gefäßdehnungsrezeptoren im Rahmen der Kreislaufhomöostase beim wachen Menschen. I. Das Verhalten von arteriellem Blutdruck und Herzfrequenz bei abgestufter Veränderung des transmuralen Blutdrucks im Bereich des Karotissinus. Pflügers Arch. $\underline{293}$, 68 (1967)

Pathogenetische Faktoren bei arterieller Hypertonie

K. D. Bock*

Der arterielle Blutdruck ist eine geregelte Größe, die nach oben und
nach unten bestimmte Grenzwerte nicht überschreiten darf; anderenfalls
würde eine Störung der Gewebsperfusion und, daraus folgend, vitale Gefahr für den Organismus entstehen. Die Blutdruckhöhe wird von zahlrei-
chen Faktoren bestimmt, die sich wiederum gegenseitig beeinflussen,
wie dies Page (20) 1949 in seiner Mosaiktheorie der Hypertonie zusammenzufassen versucht hat. Über die allgemeine Aussage hinaus, daß in
einem solchen System gegenseitiger Abhängigkeiten kein Faktor geändert
werden kann, ohne daß die anderen mitverändert werden, daß man sich
also hüten muß, einen Einzelfaktor voreilig zu verallgemeinern, ist
die Mosaiktheorie in ihrer ursprünglichen Form heute kaum noch brauch-
bar. Vor allem entbindet sie nicht von der Aufgabe, das pathogenetische Gewicht der Teilfaktoren bei den verschiedenen Formen des Hochdrucks beim Menschen zu analysieren. Dies soll im folgenden für einige
geschehen, die im letzten Jahrzehnt im Vordergrund des Interesses gestanden haben.

1. "Neurogene" Hypertonie

In der Klinik werden unter dem Begriff "neurogene Hypertonie" Blutdrucksteigerungen verstanden, die im Zusammenhang mit Erkrankungen des
Gehirns (Tumoren, Entzündungen) oder des peripheren Nervensystems auftreten. Die Bezeichnung für diese Zustände ist insofern falsch, zumindest mißverständlich, als sich ein chronischer Hochdruck im engeren
Sinne mit typischen Komplikationen und progredientem Verlauf daraus so
gut wie nie entwickelt. Es handelt sich vielmehr um transitorische
Blutdrucksteigerungen, die mit der auslösenden Ursache wieder verschwinden. Schlußfolgerungen aus diesen Experimenten der Natur auf die
Pathogenese des chronischen Hochdrucks des Menschen haben sich bisher
nicht ableiten lassen.

2. Psyche

In diesem Zusammenhang sind auch *psychische Faktoren* zu erwähnen, zumal
ja die essentielle Hypertonie als eine jener Krankheiten gilt, die
auch psychosomatisch bedingt sein können. Abbildung 1 zeigt in Anleh-
nung an Thomas (21) einige der möglichen Beziehungen zwischen Soma und
Psyche bei der Hypertonie:

---

*Abteilung für Nieren- und Hochdruckkranke, Medizinische Klinik und Poliklinik der
Universität (GHS) Essen, Hufelandstraße 55, 4300 Essen.

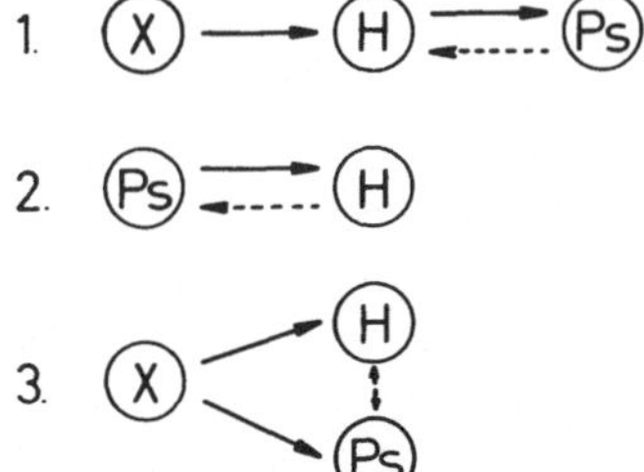

Abb. 1. Schema der möglichen Beziehungen zwischen Psyche (*Ps*) und Hochdruck (*H*). X = unbekannte Faktoren. (Nach Thomas, 21, modifiziert)

a) Unbekannte Faktoren (X) verursachen die Hypertonie, diese hat psychische Veränderungen zur Folge;
b) primär psychische Faktoren verursachen den Hochdruck;
c) ein unbekannter Faktor X könnte sowohl für den Hochdruck als auch für entsprechende psychische Korrelate verantwortlich sein, wobei zwischen beiden wiederum Wechselwirkungen auftreten.

Die altbekannte Tatsache, daß Emotionen oder geistige Arbeit den Blutdruck steigern können, besagt noch nicht, daß allein auf diese Weise ein chronischer Hochdruck entstehen kann. Bis jetzt wurde jedenfalls noch nicht überzeugend bewiesen, daß kollektiv oder individuell erlebte Streßsituationen oder auch nur psychoanalytisch erfaßbare Konflikte allein einen Dauerhochdruck erzeugen können, und auch bei den vielfach beschriebenen besonderen Persönlichkeitsstrukturen oder Verhaltensmustern der Hypertoniker, z.B. der gehemmten Aggression, handelt es sich um möglicherweise häufigere, aber sicher nicht spezifische Phänomene. Auch ex juvantibus kommt man nicht viel weiter: die Psychoanalyse hat in der Therapie des Hochdrucks im wesentlichen versagt, und die Blutdrucksenkungen, die durch Verhaltenstherapie oder transzendentale Meditation erzielt wurden, sind nicht sehr ausgeprägt, auf die Dauer der Anwendung dieser Verfahren beschränkt und wohl eher als Gegenstück zu den beschriebenen emotionalen Blutdruckanstiegen zu verstehen. Sie helfen uns jedenfalls in der Aufklärung der Pathogenese nicht weiter. Die Situation ist auf diesem Gebiet theoretisch und praktisch unbefriedigend und ungeklärt.

3. Sympathisch-adrenerges System

Ein anderer neuraler Aspekt ist die Beteiligung des *sympathisch-adrenergen Systems* an der Pathogenese des Hochdrucks, für die seit vielen Jahren schon vielfältige indirekte, aber nicht eindeutige Beweise vorliegen. Die Entwicklung neuer Methoden zur Bestimmung des Plasma-Noradrenalins als Indikator der Sympathikus-Aktivität hat uns neue Einsichten, aber auch noch keine definitive Klärung gebracht. Verschiedene Arbeitsgruppen haben (allerdings nicht unwidersprochen) gezeigt (1, 9, 10, 17, 24), daß die Plasma-Katecholamin-Konzentration beim essentiellen Hochdruck durchschnittlich höher liegt als bei Normotonikern; teilweise wurde auch eine direkte Beziehung zum diastolischen Blutdruck beobachtet. Zudem wurden vielfältige Wechselwirkungen zwischen dem Sympathikus und dem Renin-Angiotensin-Aldosteron-Systems gefunden. Angiotensin begünstigt die Freisetzung von Noradrenalin an der sympathischen Endfaser, andererseits wird die Renin-Sekretion sowohl durch Katecholamine als auch durch Sympathikusreizung stimuliert, und unter den verschiedensten Bedingungen wurden positive Korrelationen zwischen Plas-

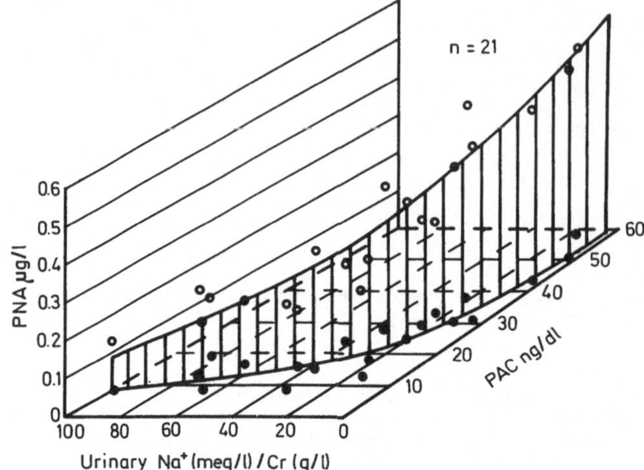

Abb. 2. Beziehungen zwischen Plasma-Noradrenalin-Konzentration *(PNA)*, Plasma-Aldo-steron-Konzentration *(PCA)* und Natriumexkretion *(Urinary Na⁺)*. (Nach Werner, 22)

ma-Renin- und Plasma-Noradrenalin-Konzentration beobachtet (23). Auch finden sich Wechselwirkungen zwischen Sympathikus-Funktion und Natrium-Haushalt (22) (Abb. 2). Vermutlich beeinflußt der Aktivitätszustand des Sympathikus die Renin-Sekretion nicht nur modifizierend, wie bis-her angenommen, sondern in manchen Fällen maßgebend. Dennoch bleibt für die menschliche Hypertonie unklar, welche quantitative Bedeutung die Aktivität des sympatisch-adrenergen Systems hat, ob die peripheren oder zentralen Substrate dieses Systems, oder beide, verantwortlich sind, und vor allem auch, was Ursache und was Folge ist.

4. Renin-Angiotensin-Aldosteron-System

Nur teilweise geklärt ist die Bedeutung des *Renin-Angiotensin-Systems* (12). Schon die Betrachtung der Befunde lehrt, daß offenbar keine einfache Beziehung zwischen Renin-Angiotensin und Blutdruck besteht. Wir ken-nen Krankheitsbilder mit hoher Plasma-Renin-Aktivität und normalem oder sogar niedrigem Blutdruck, wie die chronische hypokaliämische Nephropathie, den Morbus Addison, manche Stadien des nephrotischen Syndroms, der Lebercirrhose oder der Herzinsuffizienz, ebenso die nor-male Schwangerschaft. Andererseits sind Zustände mit normaler oder niedriger Renin-Aktivität bekannt, bei denen der Blutdruck erhöht ist, z.B. die meisten Fälle von benigner essentieller Hypertonie, von re-noparenchymaler Hypertonie, vom Cushing- oder Conn-Syndrom oder von Gestosen. Manche Antihypertensiva (Saluretika, Dihydralazin, Diazoxid und Minoxidil) stimulieren die Plasma-Renin-Aktivität und senken trotz-dem den Blutdruck.

Renin hat über das freigesetzte Angiotensin II eine Vielzahl von Wirkungen, die sich in drei Gruppen zusammenfassen lassen (Abb. 3):

a) Die schon erwähnten Wirkungen auf das *sympathisch-adrenerge System,*
b) eine direkte Wirkung auf die *Arteriolen*, damit auch auf den Blutdruck,
c) Wirkungen auf die Aldosteron- und ADH-Sekretion sowie direkt auf die Nierenfunktion, die sämtlich auf eine *Natrium-Wasser-Retention* hinaus-laufen.

Man hat versucht, durch Hemmung der Renin-Substrat-Reaktion oder des "converting-enzyme" sowie durch kompetitiv wirkende Angiotensin-Anta-

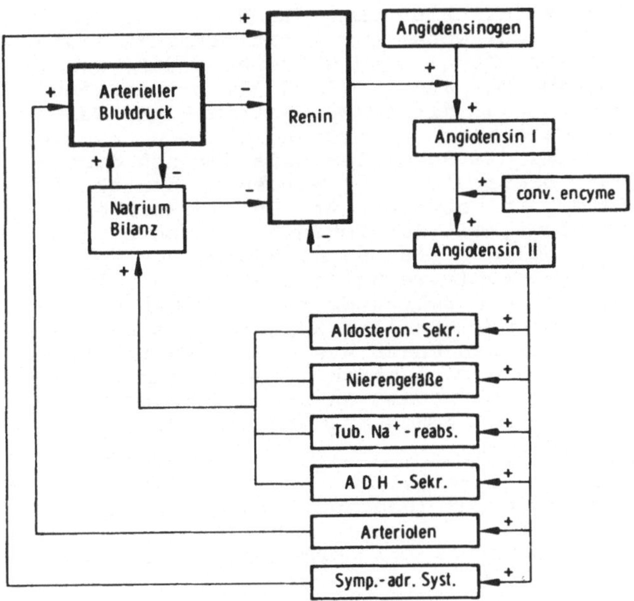

Abb. 3. Wirkungen des Renin-Angiotensin-Systems auf den arteriellen Blutdruck. (Nach Bock, 5)

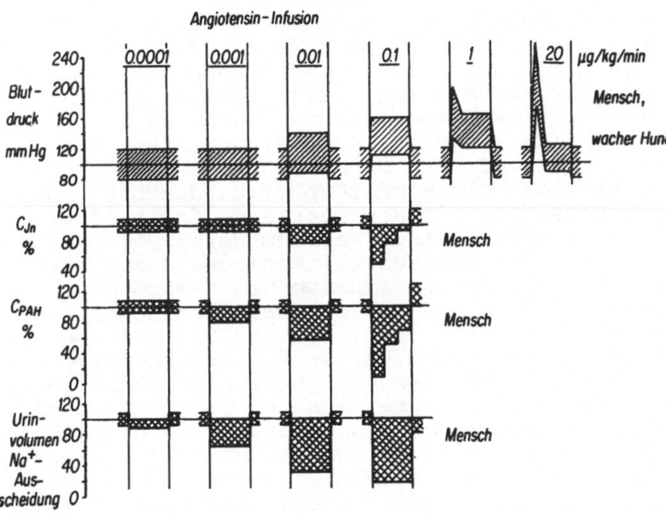

Abb. 4. Schematische Darstellung der Wirkungen von Angiotensin II-Infusionen in verschiedener Dosierung auf Blutdruck und Nierenfunktion. Die Schwellendosen sowohl für den Wirkungseintritt als auch für die zu beobachtenden tachyphylaktischen Phänomene liegen bei den Nierenfunktionsparametern um 1-2 Zehnerpotenzen niedriger als für den Blutdruck. (Nach Bock, 3, 4, 7)

gonisten, z.B. Saralasin, weiteren Aufschluß über die Bedeutung des
Renin-Angiotensin-Systems zu erhalten, wobei der damit erzielte akute
Blutdruckabfall als Kriterium dient. Dabei wird übersehen, daß, wie
wir schon 1958 zusammen mit Dengler und Krecke (3, 4, 7) zeigen konnten (Abb. 4), Angiotensin-Wirkungen auf die renale Natrium- und Was-
serausscheidung bereits in Konzentrationen auftreten, die ein bis zwei
Zehnerpotenzen niedriger liegen als die Schwellendosis für den direkten blutdrucksteigernden Effekt. Diese Wirkungen werden in den akuten
Versuchen mit diesen Antagonisten gar nicht erfaßt. Es muß auch erwähnt werden, daß eine Altersabhängigkeit der Renin-Sekretion besteht,
im umgekehrten Sinn übrigens wie bei den Plasma-Katecholaminen.

Im Verlauf der essentiellen Hypertonie wechseln die Befunde: Im
Initialstadium, bei der sogenannten Grenzwerthypertonie, haben ein
Teil der Fälle erhöhte Renin-Werte, bei stabiler Hypertonie sind diese
normal oder niedrig, und in der malignen Phase steigt das Renin wieder
an. Gesichert oder wenigstens sehr wahrscheinlich ist eine unmittelbare Beteiligung des Renin-Angiotensin-Systems an der Hochdruckent-
stehung oder -aufrechterhaltung bei folgenden Krankheitsbildern:

a) Renin-sezernierende Tumoren,
b) renovasculäre Hypertonie (mit Ausnahmen),
c) einseitige Nierenparenchymerkrankungen (häufige Ausnahmen),
d) maligne Hypertonie (mit Ausnahmen),
e) 10-20% der Fälle mit schwerem Hochdruck bei terminaler Niereninsuffizienz.

5. Nierenfunktion

Durch die von dem amerikanischen Physiologen Guyton (13-15) im letzten
Jahrzehnt vorgenommene computer-assistierte Systemanalyse des Kreislaufs ist die Bedeutung der *Exkretionsfunktion der Niere für Wasser und Salz*
erneut in das Zentrum des Interesses getreten. Diese Analyse hat ergeben, daß für eine langfristige Kreislaufumstellung, wie beim chronischen Hochdruck, schnell anspringende Regelmechanismen, wie z.B. die
Barorezeptoren oder auch der vasokonstriktorische Effekt des Renin-
Angiotensin-Systems, wahrscheinlich nur vorübergehend Bedeutung haben,
weil sie in kurzer Zeit unwirksam werden. Von großer Bedeutung ist
die Beobachtung, daß die Niere mit steigendem Perfusionsdruck vermehrt Natrium und Wasser ausscheidet, und daß beim Hypertoniker die
Schwelle für diese "Druck"-Diurese und Natriurese nach oben verschoben
ist. Wird die Exkretionsfunktion der Niere gestört (z.B. durch Erkrankung, durch Einwirkung von Mineralocorticoiden oder auch durch einen
erhöhten Sympathikustonus), kommt es zu einer Natrium-Wasser-Retention,
zur Volumenexpansion, zum Anstieg des Herzzeitvolumens und damit auch
zum Anstieg des Blutdrucks (Abb. 5). Mit steigendem Druck wird dann
vermittels der erwähnten Druck-Diurese die Volumenexpansion soweit beseitigt, daß der Natrium-Wasser-Haushalt - auf erhöhtem Druckniveau -
gerade wieder ausgeglichen ist. Durch einen von Guyton als "Autoregulation" bezeichneten Vorgang steigt dann der periphere Widerstand an
und das Herzzeitvolumen fällt wieder ab, d.h., aus dem ursprünglichen
Minutenvolumen-Hochdruck wird ein Widerstandshochdruck. Wird die Störung der Exkretionsfunktion der Niere z.B. durch Ausschaltung pathoge-
ner Faktoren oder durch Saluretika wieder beseitigt, läuft dieser Prozeß umgekehrt ab. Die Frage ist freilich, wie er bei essentieller Hypertonie, bei der ja initial die Nierenfunktion nicht faßbar gestört
ist, in Gang kommt. Hierzu ist von Ledingham (16) und von Brown u.
Mitarb. (8) die Vorstellung entwickelt und detailliert begründet worden, daß zunächst transitorische, z.B. emotionale Blutdruckanstiege
zu anfänglich noch reversiblen, auf die Dauer aber persistierenden Ge-
fäßveränderungen führen, die schließlich zur Folge haben, daß die
Schwelle für die Druckdiurese beim Hypertoniker sich zunehmend nach
oben hin verschiebt.

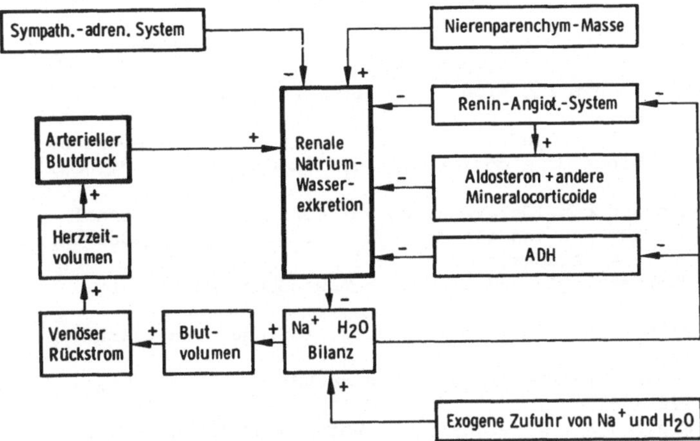

Abb. 5. Schematische Darstellung der Faktoren, die die renale Natrium-Wasserexkretion beeinflussen und die hierdurch ausgelösten Effekte auf den Blutdruck. (Nach Bock, 5)

6. Perpetuierung des Hochdrucks

Damit sind wir bei der Frage, warum ein erhöhter Blutdruck nicht durch die vorhandenen Regelmechanismen wieder heruntergeregelt wird. Für drei dieser Regelmechanismen glaubt man dies erklären zu können:

a) Schon 1957 haben McCubbin u. Mitarb. (18) gezeigt, daß sich innerhalb weniger Tage nach Entwicklung eines experimentellen renalen Hochdrucks die Reizschwelle der *Barorezeptoren* nach oben verschiebt. Sie "melden" den erhöhten Blutdruck der Zentrale als normal, sind im übrigen aber funktionstüchtig ("resetting").

b) Ein weiterer "resetting"-Mechanismus wäre in der *Niere* zu lokalisieren: Die Reizschwelle für die Druck-Natriurese verschiebt sich allmählich nach oben.

c) Folkow (11) hat gezeigt, daß häufig wiederholte Blutdruckanstiege strukturelle Veränderungen an den präkapillären Widerstandsgefäßen im Sinne einer Kontraktur und Mediahypertrophie bewirken, mit der Folge eines veränderten Wand-Lumen-Verhältnisses, von ihm als "*strukturelle Autoregulation*" bezeichnet. Bei derart veränderten Gefäßen haben vasokonstriktorische Reize aus physikalischen Gründen einen stärkeren Widerstands- und damit Blutdruckanstieg zur Folge als bei normalen Gefäßen. Dadurch kommt ein circulus vitiosus in Gang: die zunächst minimale Gefäßverengung verstärkt alle Blutdruckreaktionen, wodurch wiederum die Gefäßwandveränderungen zunehmen.

Sowohl Guyton als auch Folkow benötigen für die Verschiebung der Schwelle der Druck-Diurese in der Niere bzw. für die eben beschriebene "strukturelle Autoregulation" als Initial-Prozeß wiederholte vorübergehende Blutdruckanstiege. Als deren Ursache kommen naturgemäß auch, vielleicht sogar in erster Linie, emotionale Faktoren in Betracht. Es ist nicht ohne Ironie, daß auf diese Weise die Psyche, deren pathogenetische Bedeutung der Kliniker aufgrund der kritischen Analyse der klinischen und epidemiologischen Befunde erheblich relativieren mußte, über die Physiologen durch die Hintertür wieder ins Spiel kommt.

Literatur

1. Axelrod, J.: Catecholamines and hypertension. Clin. Sci. Molecul. Med. 51, Suppl. 3, 415 (1976)
2. Berglund, G., Hansson, L., Werkö, L. (eds.): Pathophysiology and management of arterial hypertension. Proceedings of a conference held in Copenhagen. Mölndal: Lindgren & Söner AB 1975
3. Bock, K.D.: Some experiments and considerations on the circulatory and renal effects of angiotensin. In: Hormones and the kidney. Mem. Brit. Soc. Endocrin. vd. 13, p. 317. London, New York: Academic Press 1963
4. Bock, K.D.: Angiotensin. Pharmakologie und klinische Anwendung. Heidelberg: Hüthig 1966
5. Bock, K.D.: Hochdruck. Ein Leitfaden für die Praxis. 2. Auflage. Stuttgart: Thieme 1975
6. Bock, K.D.: Pathogenese und Verlauf des essentiellen Hochdrucks. Verh. Dtsch. Ges. Kreislaufforsch. 43, 28 (1977)
7. Bock, K.D., Dengler, H., Krecke, H.J., Reichel, G.: Untersuchungen über die Wirkung von synthetischem Hypertensin II auf Elektrolythaushalt, Nierenfunktion und Kreislauf beim Menschen. Klin. Wschr. 36, 808 (1958)
8. Brown, J.J., Lever, A.F., Robertson, J.I.S., Schalekamp, M.A.: Renal abnormality of essential hypertension. Lancet 1974 II, 320
9. DeQuattro, V., Campese, V., Miura, Y., Meijer, D.: Biochemical markers of sympathetic nerve activity and renin in primary hypertension. In: Pathophysiology and management of arterial hypertension. Berglund, G., Hansson, L., Werkö, L. (eds.), p. 23. Mölndal: Lindgren & Söner AB 1975
10. DeQuattro, V., Campese, V., Miura, Y., Meijer, D.: Increased plasma catecholamines in high renin hypertension. Am. J. Cardiol. 38, 801 (1976)
11. Folkow, B.: Vascular changes in hypertension-review and recent animal studies. In: Pathophysiology and management of arterial hypertension. Berglund, G., Hansson, L., Werkö, L. (eds.), p. 95. Mölndal: Lindgren & Söner AB 1975
12. Gross, F., Dietz, R., Lüth, J.B., Mann, J.F.E.: Welche Rolle spielt das Renin-Angiotensin-System in der Pathogenese des Hochdruckes? Verh. Dtsch. Ges. Kreislaufforsch. 43, 177 (1977)
13. Guyton, A.C., Goleman, T.G., Cowley, A.W., Norman, R.A., Manning, R.D., Liard, J.F.: Relationship of fluid and electrolytes to arterial pressure control and hypertension: quantitative analysis of an infinite-gain feedback system. In: Hypertension: Mechanismus and management. Onesti, G., Kim, K.E., Moyer, J.H. (eds.), p. 25. New York: Grüne & Stratton 1973
14. Guyton, A.C., Young, D.B., DeClue, J.W., Ferguson, J.D., McCaa, R.E., Cevese, A., Trippodo, N.C., Hall, J.E.: The role of the kidney in hypertension. In: 2, Pathophysiology and management of arterial hypertension. Berglund, G., Hansson, L., Werkö, L. (eds.), p. 78. Mölndal: Lindgren & Söner AB 1975
15. Guyton, A.C., Young, D.B., DeClue, J.W., Trippodo, N., Hall, J.E.: Fluid balance, renal function, and blood pressure. Clin. Nephrol. 4 , 122 (1975)
16. Ledingham, J.M.: Practitioner 5, 207 (1971) (zitiert nach 8)
17. Louis, W.J., Jarrott, B., Doyle, A.E.: The role of the autonomic nervous system in human hypertension: studies in essential hypertension and in phaeochromocytoma. In: Pathophysiology and management of arterial hypertension. Berglund, G., Hansson, L., Werkö, L. (eds.), p. 16. Mölndal: Lindgren & Söner AB 1975
18. McCubbin, J.W., Green, J.H., Page, I.H.: Baroreceptor function in chronic renal hypertension. Circ. Res. 4, 205 (1956)
19. Onesti, G., Kim, K.E., Moyer, J.H. (eds.): Hypertension: Mechanisms and management. New York: Grune & Stratton 1973
20. Page, I.H.: The mosaic theory of hypertension. In: Essential hypertension. Bock, K.D., Cottier, P. (eds.), p. 1. Berlin, Göttingen, Heidelberg: Springer 1960
21. Thomas, C.B.: The psychological dimensions of hypertension. In: The epidemiology of hypertension. Stamler, J., Stamler, R. (eds.). New York: Grune & Stratton 1967

22. Werner, U.: Die renale Katecholaminclearance sowie Korrelationen zwischen Plasmanoradrenalin, Plasmareninaktivität, Plasmaaldosteron und Natriumexkretion. Therapiewoche 26, 7541 (1976)
23. Werner, U., Günnewig, H., Bock, K.D.: Relationships between plasma renin activity and urinary and plasma catecholamines. Clin. Sci. Molecul. Med. 48, Suppl. 2, 287 (1975)
24. Zanchetti, A.: Neurohormonal factors in the pathophysiology of arterial hypertension: an introduction. In: Pathophysiology and management of arterial hypertension. Berglund, G., Hansson, L., Werkö, L. (eds.), p. 10. Mölndal: Lindgren & Söner AB 1975

Zusammenfassende Darstellungen mit weiteren Literaturhinweisen: (2), (6), (19)

Kreislaufmechanik bei arterieller Hypertonie

M. Anlauf*

1. Einleitung

Der Blutdruck im arteriellen Gefäßsystem ist abhängig vom Herzzeitvolumen und dem Strömungswiderstand, allgemein als totaler peripherer
Widerstand bezeichnet. Während der arterielle Blutdruck und das Herzzeitvolumen ebenso wie das intravaskuläre Blutvolumen direkt gemessen
werden können, ist dies beim totalen peripheren Widerstand nicht möglich; er wird daher als Quotient aus arteriellem Mitteldruck und Herzzeitvolumen errechnet. Diese summarische Beurteilung des arteriellen
Widerstandes kann durch Bestimmungen des Widerstandes in Partialkreis-
läufen ergänzt werden. Beim Hochdruck werden vor allem die Durchblutung der Nieren und der Extremitäten gemessen. Nieren, Haut und Muskulatur zusammengenommen erhalten normalerweise etwa 50% des Herzzeitvolumens (23).
Anhand der genannten, auch in größeren Kollektiven von Hochdruck-
patienten erfaßbaren Kreislaufgrößen und weiterführender tierexperi-
menteller Befunde soll versucht werden, folgende Fragen zu beantworten:

a) Ist der Hochdruck - gegebenenfalls in Abhängigkeit von Art und
   Schwere der Hypertonie - Folge einer Herzzeitvolumen- oder Widerstandserhöhung?
b) Welche Ursachen liegen den Herzzeitvolumen- und Widerstandsabwei-
   chungen zugrunde?
c) Ändern sich beim Hochdruck stimulationsbedingte hämodynamische Reaktionen?
d) Haben hämodynamische Untersuchungsergebnisse therapeutische Konsequenzen?

2. Herzzeitvolumen und totaler peripherer Widerstand bei verschiedenen Hochdruckformen (Abb. 1)

Während der labilen Phase der *primären Hypertonie* (Abb. 1) wird im Mittel
bei normalem peripheren Widerstand ein signifikant erhöhtes Herzzeitvolumen gemessen (Übersicht bei 4.). Die Streuungen der Herzindices von
labil hypertonen Probanden und normotonen Kontrollpersonen überlappen
sich jedoch in einem weiten Bereich (29). Insbesondere bei Patienten,
deren Blutdruck zum Zeitpunkt der Herzzeitvolumenbestimmung normal
war, wurde auch ein normales Herzzeitvolumen gemessen (13). Andere
Untersucher fanden eine positive Korrelation zwischen der Höhe des

---

*Abteilung für Nieren- und Hochdruckkranke, Medizinische Klinik und Poliklinik der
Universität Essen (GHS), Hufelandstraße 55, 4300 Essen.

	P_M	HZV	TPW	BV
Primär labil	↗	↗	n.	n.
Primär stabil	↑	n.-↘	↑	↘
Nierenarterienstenose	↑	↗	↑	↘
Akute Glom. - Nephr.	↑	↑	n.	↑
Chron. renopar. Erkr.	↑	↗-↘	↑	↗-↘
Phäochromozytom	↑	n.-↑	↑	n.-↘
Conn - Syndrom	↑	n.-↑	n.-↑	n.-↑

Abb. 1. Hypertonieursache und Ruhehämodynamik (Literatur s. Text). P_M = arterieller Mitteldruck, HZV = Herzzeitvolumen, TPW = totaler peripherer Widerstand, BV = Blutvolumen; Erhöhung deutlich ↑, mäßig ↗; Abnahme deutlich ↓, mäßig ↘; n. = normal

Herzzeitvolumens und den Schwankungen des Blutdrucks im Tagesprofil (5). Die stabile Phase der primären Hypertonie (Abb. 1) ist dagegen gekennzeichnet durch eine Steigerung des peripheren Widerstandes, während das Herzzeitvolumen in der Regel normal oder sogar leicht erniedrigt ist (3, 13, 33, 52). Der Übergang von einem sogenannten Herzzeitvolumen- in einen Widerstandshochdruck während der Entwicklung einer essentiellen Hypertonie hat sich nicht nur durch Gruppenvergleiche als wahrscheinlich erwiesen, sondern wurde auch durch Verlaufsbeobachtungen am gleichen Kollektiv belegt (8, 15, 16).

In tierexperimentellen Verlaufsuntersuchungen wird auch bei der Entwicklung sekundär renaler Hypertonien häufig innerhalb weniger Tage ein Übergang von einem Herzzeitvolumen- in einen Widerstandshochdruck beobachtet (25, 31). Hieraus wurde die These abgeleitet, daß bei allen Formen der Hypertonie die Initialphase durch eine Herzzeitvolumenerhöhung gekennzeichnet ist, und die Erhöhung des peripheren Widerstandes als Sekundärphänomen zu betrachten sei, das infolge der Autoregulation der peripheren Durchblutung (25) auftritt. Nachdem jedoch an spontan hypertonen Ratten gezeigt worden war, daß eine medikamentöse Senkung des Herzzeitvolumens vom Zeitpunkt der Empfängnis an nicht in der Lage ist, die Entwicklung einer Hypertonie zu verhindern (22), hat diese Hypothese an Wahrscheinlichkeit verloren.

Bei Patienten mit *sekundär renovaskulärer Hypertonie* (Abb. 1) sind im Mittel Herzzeitvolumen und totaler peripherer Widerstand gemeinsam verantwortlich für die Blutdrucksteigerung. Vor allem im Vergleich zu Patienten mit primärer Hypertonie werden signifikant erhöhte Herzzeitvolumina gemessen (13, 19). Die Unterschiede sind allerdings nicht groß genug, um aus ihnen ein differentialdiagnostisches Kriterium abzuleiten. Patienten mit *akuter Glomerulonephritis* (Abb. 1) wurden selten untersucht. Die mit der Erkrankung einhergehende, häufig nur passagere Blutdrucksteigerung ist überwiegend durch eine Erhöhung des Herzzeitvolumens bedingt (11). Bei sekundären Hypertonien infolge *chronischer*, *renoparenchymatöser Erkrankungen* (Abb. 1) gehen die Angaben über das Herzzeitvolumen auseinander. Neben normalen Werten wurden leichte Steigerungen, aber auch leichte Abnahmen gefunden, der totale periphere Widerstand wurde dagegen übereinstimmend deutlich erhöht gemessen (10, 20, 38, 47). Vor allem müssen ausgeprägte Anämien bei der Bewertung der Frage berücksichtigt werden, welchen Anteil ein hohes Herzzeitvolumen an der Pathogenese eines hohen Blutdrucks hat (37, 40). Der hormonell ausgelöste Hochdruck beim *Phäochromozytom* und beim *Aldosteronismus* kann durch eine Zunahme des totalen peripheren Widerstandes und/oder des Herzzeitvolumens bewirkt werden (20, 49).

32

Mögliche Ursachen der HZV-Steigerung bei Hypertonie

  ↑ β-adrenerger Sympathikustonus

  ↓ Parasympathikustonus

   (Hypertrophie des Myokards)

  ↑ Blutvolumen

  ↑ Venentonus

Mögliche Ursachen der TPW-Steigerung bei Hypertonie

  ↑ α-adrenerger Sympathikustonus

  ↑ Angiotensin II

  ↑ Arteriolenwanddicke

 (↑ Blutviskosität)

Abb. 2. ↑ = Zunahme, ↓ = Abnahme

2.1 Mögliche Ursachen der Herzzeitvolumen- und Widerstandsänderung (Abb. 2)

Die *Auswurfleistung des Herzens* ist einerseits abhängig vom venösen Angebot, das wiederum bestimmt wird durch das Verhältnis von Venentonus
und Blutvolumen. Andererseits kann bei gleichem venösen Angebot das
Herzzeitvolumen um ein Mehrfaches variieren, und zwar je nach vegeta-
tiver Steuerung des Herzens und dem Zustand des Myokards (25). So wird
bei Zunahme des betaadrenergen Sympathikustonus, Abnahme des Parasympathikustonus und möglicherweise auch bei bestimmten Formen der Myo-
kardhypertrophie das Herz im Verhältnis zum venösen Angebot hypereffek-
tiv.

Vor allem für Patienten mit primärer labiler Hypertonie und hohem
Herzzeitvolumen konnte die Bedeutung der vegetativen Steuerung für die
Herzzeitvolumenerhöhung nachgewiesen werden. Erst nach gleichzeitiger
Blockade der betaadrenergen Sympathikusrezeptoren mit Propranolol und
des Parasympathikus mit Atropin waren Herzfrequenz und Herzindex von
labil hypertonen Patienten und normotonen Kontrollpersonen nicht mehr
signifikant voneinander verschieden (29). Wahrscheinlich müssen auch
Veränderungen des venösen Angebotes bei einigen Hypertonieformen des
Menschen zumindest als Teilursache für die beobachteten Störungen des
Herzzeitvolumens angesehen werden. Hierfür spricht zunächst eine bei
verschiedenen Hochdruckformen zu beobachtende. Parallelität zwischen
Blutvolumen- und Herzzeitvolumenveränderungen, so bei der akuten Glomerulonephritis (32), aber auch bei der primären Hypertonie (7, 43).
Vor allem bei Patienten mit fortgeschrittener Niereninsuffizienz kann
vielfach eine Abhängigkeit des Blutdrucks von der zirkulierenden Blutmenge nachgewiesen werden (40). Bei der Nierenarterienstenose (14, 19)
und bei der primären labilen Hypertonie (12, 28) scheint dagegen ein
Vergleich von Blut- und Herzzeitvolumina gegen eine Beteiligung des
Blutvolumens an der Herzzeitvolumenerhöhung zu sprechen (Abb. 1). In
diesen Patientengruppen wurden jedoch von mehreren Autoren Hinweise
für eine Umverteilung des Blutvolumens gefunden, und zwar war der Anteil des zentralen Blutvolumens am gesamten Blutvolumen erhöht (30,
42, 50). Dies könnte auch bei niedrigen Gesamtblutmengen eine Beteiligung des venösen Angebotes an der Herzzeitvolumenerhöhung erklären.
Bestätigt wird diese Betrachtungsweise durch den Befund einer erniedrigten venösen Distensibilität bei einigen Hochdruckformen des Menschen (10).

In den frühen Stadien der tierexperimentellen renovaskulären Hypertonie konnte trotz Abnahme des zirkulierenden Blutvolumens ein Anstieg

des sogenannten statischen Blutdrucks gemessen werden. Dies wurde als
Ausdruck einer Konstriktion der Kapazitätsgefäße gewertet (24).

Die konzentrische Hypertrophie des linken Ventrikels, die sich im
Verlaufe der Hochdruckkrankheit entwickelt, trägt dagegen auch beim
suffizienten Herzen wahrscheinlich nicht zu einer Steigerung des Herzzeitvolumens bei (17, 51).

Als mögliche Ursachen für eine Zunahme des *totalen peripheren Widerstandes* (Abb. 2) beim Hochdruck müssen ein Anstieg des alphaadrenergen
Sympathikustonus, eine vermehrte Freisetzung von Angiotensin II, sowie
eine Zunahme der Arteriolenwanddicke diskutiert werden. Der mit einer
wiederholt beobachteten Erhöhung des Hämatokrits verbundene Anstieg
der Blutviskosität dürfte dagegen nur eine untergeordnete Bedeutung
haben.

Neuro-humorale Einflüsse (gesteigerter alphaadrenerger Sympathikustonus und Vasokonstriktion durch Angiotensin II) haben wahrscheinlich
nur bei bestimmten Formen des Hochdrucks eine überragende Bedeutung,
so in verschiedenen Initialphasen, beim Phäochromozytom und bei einigen Fällen des Hyperreninismus. Dagegen wird angenommen, daß sich
bei fast allen Hochdruckformen eine Verdickung der Arteriolenwände
entwickelt, die eine Potenzierung vasokonstriktorischer Reize zur Folge hat.

Die Bedeutung der Arterienwandhypertrophie wurde besonders deutlich
in Untersuchungen an primär hypertonen Ratten (18). Hatte bei maximaler Dilatation der Gefäße das Gefäßlumen hypertoner Tiere nur um 10%
abgenommen, so war bereits aufgrund des Poiseuille'schen Gesetzes der
Widerstandindex um 40% höher als bei normotonen Kontrolltieren. Führte
nun ein in beiden Fällen gleichstarker vasokontriktorischer Reiz zu
einer 30%igen Abnahme der Muskelfaserlänge, so stieg der Widerstand
hypertropher Gefäße im Vergleich zu normalen Gefäßen um ein Vielfaches
mehr.

Auch bei der Hypertonie des Menschen können mit Hilfe von Durchblu-
tungsmessungen in Teilkreisläufen starke Widerstandszunahmen belegt
werden. So war die Durchblutung von Hand und Unterarm primärer und
sekundärer hypertoner Patienten im Vergleich zu normotonen Probanden
nicht erhöht, obgleich der arterielle Mitteldruck der hypertonen Patientengruppen im Mittel um 40% höher gemessen wurde (35, Abb. 3).
Durch maximale Dilatation der Hautgefäße, die neuro-humorale Einflüsse
soweit wie möglich ausschloß, konnte auch am Menschen nachgewiesen werden, daß strukturelle Veränderungen der arteriellen Gefäße als Teilursache für die Widerstandserhöhung in Betracht kommen (26). Eine noch
stärkere Beeinträchtigung zeigt die renale Hämodynamik. Bei primärer

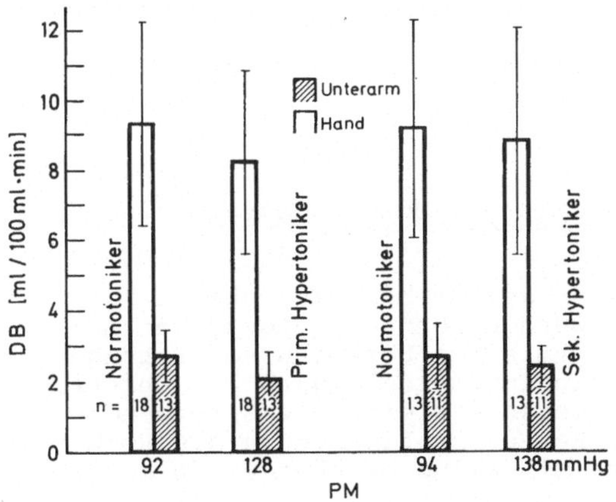

Abb. 3. Arterieller Mitteldruck (*PM*) und
Ruhedurchblutung (*DB*) von Hand und Unterarm bei Normotonikern und Patienten mit
benigner Hypertonie (Venenverschlußple-
thysmographie, 35)

Hypertonie sank die Durchblutung mit ansteigendem arteriellen Mitteldruck und zunehmendem Alter der Patienten stark unter die Norm ab.
Der errechnete Gefäßwiderstand stieg dagegen deutlich an (46).

3. Hämodynamik unter Stimulationsbedingungen

Die Kreislaufreaktionen während normierter Belastungen wurden bei
Hypertonie-Patienten vor allem aus zwei Gründen wiederholt untersucht:
Zum einen erwartete man Hinweise auf eine veränderte Kreislaufregulation, zum anderen sollten diese Untersuchungen helfen, das Ausmaß der
Gefährdung abzuschätzen, dem Hypertonie-Patienten bei bestimmten Tätig-
keiten unterliegen. Beim Versuch, die in der Literatur dokumentierten
Untersuchungsergebnisse zusammenzufassen, werden im allgemeinen unabhängig von der Art der Belastung - dynamische Muskelarbeit (1, 33, 44,
54), isometrische Muskelarbeit (41, 45, 54), akute Blutvolumenexpan-
sion (27, 33), Kopfrechnen (54) - bei Hypertonie-Patienten und normotonen Vergleichspersonen gleich gerichtete und gleich starke absolute
Änderungen des arteriellen Mitteldrucks, meist aber auch des Herzzeitvolumens und des totalen peripheren Widerstandes gefunden. Dies spricht
dafür, daß in den meisten Fällen die Regulation akuter Blutdruckänderungen nicht gestört, sondern auf ein erhöhtes Niveau verschoben ist.
Für die praktisch wichtige Frage der Belastbarkeit von Hypertoniepatienten ergibt sich aus den Untersuchungen, daß Blutdruckanstiege vorwiegend nicht vom Blutdruckausgangswert, sondern von der Intensität
der Belastung abhängen. Abweichungen von dieser Regel sind in Einzel-
untersuchungen während Orthostase- (36) und Cold-Pressor-Belastung
(53) gefunden worden. Während Orthostasebelastung sank bei Patienten
mit fortgeschrittener Hypertonie der arterielle Mitteldruck stärker
als bei normotonen Kontrollpersonen. Unter Cold-Pressor-Belastung
wurde dagegen bei Hypertonikern ein stärkerer diastolischer Blutdruckanstieg festgestellt. Hierfür könnten nach eigenen Beobachtungen hypertoniebedingte Veränderungen der Barorezeptorenempfindlichkeit verantwortlich sein (2). Die Barorezeptorenempfindlichkeit kann nach einer
englischen Autorengruppe (48) über den Bradykardie erzeugenden Effekt
einer Angiotensin-Bolusinjektion relativ einfach gemessen werden. Wie
auch von anderen Autoren (9, 39) gefunden, nimmt die Empfindlichkeit
des Barorezeptorenreflexes mit zunehmendem systolischen Ruheblutdruck
ab (Abb. 4a). Bei einem Teil der so voruntersuchten Patienten haben
wir Cold-Pressor-Teste durchgeführt. Je niedriger die Barorezeptorenempfindlichkeit in Ruhe gemessen wurde, um so höher war der maximale
diastolische Blutdruckanstieg unter Kältebelastung (Abb. 4b). Unseres
Erachtens wird hiermit folgender Circulus vitiosus im Verlaufe der
Hochdruckkrankheit wahrscheinlich: Bei Patienten mit hohem systolischen
Blutdruck könnte eine zusätzliche Belastung des kardiovaskulären Systems aus der eingeschränkten Möglichkeit resultieren, rasche Blutdruckanstiege regulatorisch zu beeinflussen.

4. Therapeutische Konsequenzen hämodynamischer Untersuchungsbefunde

Da bisher keine medikamentöse Behandlung des Hochdrucks bekannt ist,
mit der alle Hypertoniker eingestellt werden können, wurde unter an-
derem nach Beziehungen zwischen hämodynamischen Befunden vor Behandlungsbeginn und dem zu erwartenden Behandlungserfolg gesucht. Untersuchungen in dieser Richtung erschienen besonders erfolgversprechend,
nachdem Herzzeitvolumen senkende Beta-Rezeptorenblocker in die Hochdrucktherapie eingeführt wurden. Erste Mitteilungen über einen posi-

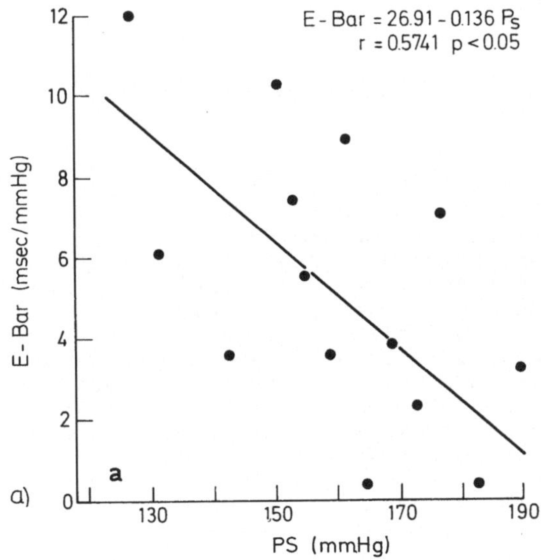

a)

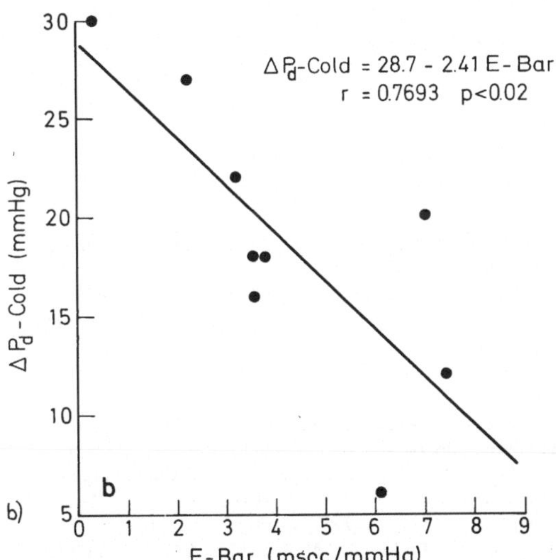

b)

Abb. 4. a) Empfindlichkeit des Barorezeptorenreflexes (E-Bar) und systolischer Ruheblutdruck (P_S) bei n = 14 männlichen Patienten mit primärer benigner Hypertonie.
b) Maximaler Anstieg des diastolischen Blutdrucks während Cold-Pressor-Test ($\Delta P_d - Cold$) und Empfindlichkeit des Barorezeptorenreflexes (E-Bar) bei n = 9 Patienten des gleichen Kollektivs

tiven Zusammenhang zwischen hohem Herzzeitvolumen vor Behandlungsbeginn und guter Blutdrucksenkung unter Beta-Blockade (21) wurden bei späteren Nachprüfungen (6, 34) jedoch nicht bestätigt. Auch andere Untersuchungen, etwa über den Zusammenhang zwischen Ausgangsblutvolumen und Drucksenkung durch eine diuretische Therapie, verliefen insgesamt enttäuschend (4) und stellten den prognostischen Wert hämodynamischer Untersuchungsbefunde für die medikamentös erreichbare Blutdrucksenkung in Frage. Eine größere Bedeutung hat die Kenntnis hämodynamischer Befunde für die Vermeidung unerwünschter Nebenwirkungen. So können z.B. bei erniedrigtem Blutvolumen Diuretika zu einem verstärkten orthostatischen Blutdruckabfall führen, und während nicht kardioselektiver Beta-Blocker-Behandlung kann eine eingeschränkte periphere Durchblutung weiter abnehmen.

5. Zusammenfassung

a) Der Hochdruck kann Folge einer Herzzeitvolumen- und/oder einer Widerstandserhöhung sein. Während eine Senkung des totalen peripheren Widerstandes im allgemeinen bei keiner Hochdruckform angetroffen wird, wird eine Abnahme des Herzzeitvolumens vor allem im Verlauf der primären Hypertonie beobachtet. Übergänge von einem Minutenvolumen- in einen Widerstandshochdruck sind möglich.

b) Als Ursachen der Herzzeitvolumenerhöhungen müssen Änderungen der vegetativen Steuerung und Zunahmen des venösen Angebotes betrachtet werden. Bei der primären und bei der renovaskulären Hypertonie ist an der Steigerung des venösen Angebots wahrscheinlich eine Umverteilung des Blutvolumens beteiligt. Maßgeblich für die Aufrechterhaltung des erhöhten peripheren Widerstandes sind neben neuro-humoralen Einflüssen morphologische Veränderungen der Arteriolenwände.

c) Hämodynamische Reaktionen unter Stimulation sind bei Hypertonikern im allgemeinen auf einem erhöhten Blutdruckniveau nach Umfang und Art nicht verschieden von denen normotoner Kontrollpersonen. Verstärkte Blutdruckreaktionen können auftreten, wenn der Barorezeptorenreflex an der Kreislaufreaktion maßgeblichen Anteil hat, da die Empfindlichkeit des Reflexes bei Hypertonikern eingeschränkt sein kann.

d) Die therapeutischen Konsequenzen hämodynamischer Untersuchungsbefunde vor Behandlungsbeginn sind z.Z. weniger in einer Prognose für den blutdrucksenkenden Effekt als in der Vermeidung unerwünschter Nebenwirkungen zu suchen.

Literatur

1. Amery, A., Julius, S., Whitlock, L.S., Conway, J.: Influence of hypertension on the hemodynamic response to exercise. Circulation 36, 231 (1967)
2. Anlauf, M.: Plasmaexpansion, Cold-Pressor-Test und Empfindlichkeit des Barorezeptorenreflexes bei Patienten mit primärer, arterieller Hypertonie. Verh. Dtsch. Ges. Kreislaufforsch. 43, 254 (1977)
3. Bello, C.T., Sevy, R.W., Harakal, C.: Varying hemodynamic patterns in essential hypertension. Am. J. Med. Sci. 250, 24 (1965)
4. Birkenhäger, W.H., Schalekamp, M.A.D.H.: Control mechanisms in essential hypertension. Amsterdam, Oxford, New York: Elsevier 1976
5. Birkenhäger, W.H., van Es, L.A., Houwing, A., Lamers, H.J., Mulder, A.H.: Studies on the lability of hypertension in man. Clin. Sci. 35, 445 (1968)
6. Birkenhäger, W.H., Krauss, X.H., Schalekamp, M.A.D.H., Kolsters, G., Kroon, B.J.M.: Antihypertensive effects of propranolol. Folia Med. Neerl. 14, 67 (1971)
7. Birkenhäger, W.H., Schalekamp, M.A.D.H., Krauss, X.H., Kolsters, G., Schalekamp-Kuyken, M.P.A., Kroon, B.J.M., Teulings, F.A.G.: Systemic and renal haemodynamics, body fluids and renin in benign essential hypertension with special reverence to natural history. Eur. J. Clin. Invest. 2, 115 (1972)
8. Birkenhäger, W.H., Schalekamp, M.A.D.H., Krauss, X.H., Kolsters, G., Zaal, G.A.: Consecutive haemodynamic patterns in essential hypertension. Lancet 1, 560 (1972)
9. Bristow, J.D., Honour, A.J., Pickering, T.G., Sleight, P.: Cardiovascular and respiratory changes during sleep in normal and hypertensive subjects. Cardiovasc. Res. 3, 476 (1969)
10. Brod, J., Cachovan, M., Harmjanz, D., Hundeshagen, H., Pixberg, H.U., Herbst, B.: Das Kapazitätssystem beim Hochdruck. Verh. Dtsch. Ges. Inn. Med. 80, 146 (1974)
11. De Fazio, V., Christensen, R.C., Regem, T.J., Baer, L.J., Monta, V., Hellems, H.K.: Circulatory changes in acute glomerulonephritis. Circulation 20, 190 (1959)
12. Dissmann, Th., Gotzen, R., Müller, B., Neuber, K.: Das Plasma- und Erythrocytenvolumen bei beginnender essentieller Hypertonie. Verh. Dtsch. Ges. Inn. Med. 73, 604 (1967

13. Dissmann, Th., Gotzen, R., Molzahn, M., Lohmann, F.W., Schwab, M.: Kreislauf-
mechanik bei essentieller und renovaskulärer Hypertonie. Arch. Kreislaufforsch.
63, 226 (1970)
14. Dissmann, Th., Gotzen, R., Neuber, K., Offermann, B., Schwab, M.: Das Erythro-
zyten- und Plasmavolumen, sowie die Relation zwischen Körperhämatokrit und
venösem Hämatokrit, in verschiedenen Stadien der essentiellen und bei renovaskulärer Hypertonie. Klin. Wochenschr. 49, 915 (1971)
15. Eich, R.H., Peterson, R.J., Cuddy, R.P., Sumulyan, H., Lyons, R.H.: The hemodynamics in labile hypertension. Am. Heart J. 63, 188 (1962)
16. Eich, R.H., Cuddy, R.P., Smulyan, H., Lyons, R.H.: Hemodynamis in labile hypertension. Circulation 34, 299 (1966)
17. Folkow, B.: Strukturelle Anpassung peripherer Blutgefäße bei der Entstehung
eines hohen Blutdruckes. In: Essentieller Hochdruck und seine Behandlung. Dietz,
R., Ganten, D., Hofbauer, K.G., Lüth, J.B. (Hrsg.), S. 64. Stuttgart: 1977
18. Folkow, B., Hallbäck, M., Lundgren, Y., Weiss, L.: Renal vascular resistance in
spontaneously hypertensive rats. Acta Physiol. Scand. 83, 96 (1971)
19. Frohlich, E.D., Ulrych, M., Tarazi, R.C., Dustan, H.P., Page, I.H.: A hemodynamic comparison of essential and renovascular hypertension. Circulation 35,
289 (1967)
20. Frohlich, E.D., Tarazi, R.C., Dustan, H.P.: Re-examination of the hemodynamics
of hypertension. Am. J. Med. Sci. 257, 9 (1969)
21. Frohlich, E.D., Tarazi, R.C., Dustan, H.P.: Beta-adrenergic blocking therapy in
hypertension: selection of patients. Int. J. Clin. Pharmacol. 4, 151 (1971)
22. Frohlich, E.D., Marc, A., Pfeffer, M.J.: Hemodynamics of SHR hypertension:
Evidence against autoregulatory theory. In: Recent Advances in Hypertension.
Milliez, P., Safar, M. (eds.), p. 173. Beaugency: 1975
23. Gauer, O.H.: Kreislauf des Blutes. In: Physiologie des Menschen, Bd. III. Gauer,
O.H., Kramer, K., Jung, R. (Hrsg.). München, Berlin, Wien: Urban & Schwarzenberg 1972
24. Gotzen, R., Schultze, G., Herberg, C.: Der statische Druck bei renovasculärer
Hypertonie (tierexperimentelle Untersuchung). Verh. Dtsch. Ges. Inn. Med. 76,
157 (1970)
25. Guyton, A.C., Jones, C.E., Coleman, T.G.: Circulatory physiology: Cardiac output
and its regulation. Philadelphia: Saunders 1973
26. Hansson, L., Sivertsson, R.: Reversibility of structural vascular changes in
human essential hypertension. Berglund, G., Hansson, L., Werkö, L. (eds.),
p. 114. In: Pathophysiology and management of arterial hypertension. Mölndal:
Lindgren & Söner 1975
27. Julius, S., Pascual, A.V., Sannerstedt, R., Mitchell, C.: Relationship between
cardiac output and peripheral resistance in borderline hypertension. Circulation
43, 382 (1971)
28. Julius, S., Pascual, A.V., Reilly, K., London, R., Mich, A.A.: Abnormalities of
plasma volume in borderline hypertension. Arch. Intern. Med. 127, 116 (1971)
29. Julius, S., Randall, O.S., Esler, M.D., Kashima, T., Ellis, Ch., Bennet, J.:
Altered cardiac responsiveness and regulation in the normal cardiac output type
of borderline hypertension. Circ. Res. 36/37 (Suppl. I), 199 (1975)
(Suppl. I), 199 (1975)
30. Julius, S., Esler, M.: Increased central blood volume: a possible pathophysiol-
ogical factor in mild low-renin essential hypertension. Clin. Sci. Mol. Med.
51, 207 (1976)
31. Ledingham, J.M.: Ätiologie und Pathogenese der Hypertonie. Internist 15, 114
(1974)
32. Lepeschkin, E., Pilgerstorfer, W.: Kreislaufdynamische Untersuchungen zur Frage
der Genese des Hochdruckes der akuten Nephritis, insbesondere der Feldnephritis.
Klin. Wochenschr. 1947, 774
33. Lund-Johansen, P.: Hemodynamics in early essential hypertension. Acta Med.
Scand. 1967 (Suppl.), 482
34. Meekers, J., Missotten, A., Fagard, R., Demuynck, D., Harvengt, C., Pas, P.,
Billiet, L., Amery, A.: Predictive value of various parameters for the antihypertensive effect of the beta blocker ICI 66,082 (1). Arch. Int. Pharmacodyn.
Ther. 213, 294 (1975)

35. Merguet, P., Kapp, J.F., Anlauf, M., Bock, K.D.: Durchblutung von Hand und Unterarm bei Normotonikern und Hypertonikern. Verh. Dtsch. Ges. Inn. Med. 79, 1406 (1973)
36. Molzahn, M., Dissmann, Th., Halim, S., Lohmann, F.W., Oelkers, W.: Orthostatic changes of haemodynamics, renal function, plasma catecholamines and plasma renin concentration in normal and hypertensive man. Clin. Sci. 42, 209 (1972)
37. Neff, M.S., Kim, K.E., Persoff, M., Onesti, G., Swartz, C.: Haemodynamics of uremic anemia. Circulation 43, 876 (1971)
38. Onesti, G., Kim, E.K., Fernandes, M., Neff, M.S., Mitteldorf, St., Swartz, Ch.: Haemodynamic alterations in hypertension of renal parenchymal disease. In: Recent Advances in Hypertension. Milliez, P., Safar, M. (eds.), p. 227. Beaugency: 1975
39. Randall, O.S., Esler, M.D., Bulloch, G.F., Maisel, A.S., Ellis, C.N., Zweifler, A.J., Julius, S.: Relationship of age and blood pressure to baroreflex sensitivity and arterial compliance in man. Clin. Sci. Mol. Med. 51, 357 (1976)
40. Reubi, F.C., Tuckmann, J., Vorburger, C., Weidmann, P.: Hypertension in chronic renal failure. Verh. Dtsch. Ges. Inn. Med. 80, 182 (1974)
41. Rost, R., Hollmann, W., Schuler, H.: Der Einfluß von körperlicher Aktivität auf das Blutdruckverhalten. Acta Cardiol. 1976, 121
42. Safar, M.E., London, G.M., Weiss, Y.A., Milliez, P.L.: Permanent essential hypertension: a multiparametric hemodynamic study. In: Recent advances in hypertension. Milliez, P., Safar, M. (Hrsg.), p. 205. Beaugency: 1975
43. Safar, M.E., Chau, N.P., Weiss, Y.A., London, G.M., Milliez, P.L.: Control of cardiac output in essential hypertension. Am. J. Cardiol. 38, 332 (1976)
44. Sannerstedt, R.: Hemodynamic response to exercise in patients with arterial hypertension. Acta Med. Scand. 180 (Suppl. 458), 1 (1966)
45. Sannerstedt, R., Julius, S.: Systemic hemodynamics in borderline arterial hypertension: responses to static exercise before and under the influence of propranolol. Cardiovasc. Res. 6, 398 (1972)
46. Schalekamp, M.A.D.H., Birkenhäger, W.H., Kolsters, G., Lever, A.F.: Pathogenetic aspects of low-renin hypertension. In: Hypertension, Symposium Mainz 1973. Distler, A., Wolff, H.-P. (Hrsg.), S. 133. Stuttgart: Thieme 1974
47. Schneider, K.W.: Sind die Veränderungen der Hämodynamik unter Angiotensin ein Modell für die renale Hypertonie? In: Aktuelle Probleme der Nephrologie. Wolff, H.-P., Krück, F. (Hrsg.), S. 230. Berlin, Heidelberg, New York: Springer 1966
48. Smyth, H.S., Sleight, P., Pickering, G.W.: Reflex regulation of arterial pressure during sleep in man. Circ. Res. 24, 109 (1969)
49. Tarazi, R.C., Ibrahim, M.M., Bravo, E.L., Dustan, H.P.: Hemodynamic characteristics of primary aldosteronism. New England, J. Med. 289, 1330 (1973)
50. Tarazi, R.C., Ibrahim, M.M., Dustan, H.P., Ferrario, C.M.: Cardiac factors in hypertension. Circ. Res. 34/35 (Suppl. 1), 213 (1974)
51. Tarazi, R.C.: The heart in hypertension: Its load and its role. In: Hypertension, Mechanism, diagnosis and management. Davies, J.O., Laragh, J.H., Selwyn, A. (eds.). New York: 1977
52. Ulrych, M., Frohlich, E.D., Tarazi, R.C., Dustan, H.P., Page, I.H.: Cardiac output and distribution of blood volume in central and peripheral circulations in hypertensive and normotensive man. Br. Heart J. 31, 570 (1969)
53. Voudoukis, I.J.: Cold pressor test: A new application as a screening test for arteriosclerosis. Angiology 8, 472 (1973)
54. Zerzawy, R., Reis, A., Bachmann, K.: Belastungshypertonie bei Hochdruckkranken und Grenzwerthypertonikern. Verh. Dtsch. Ges. Kreislaufforsch. 43, 261 (1977)

Rationelle Diagnostik bei arterieller Hypertonie

R. Gotzen*

1. Einleitung

Eine Blutdruckerhöhung ist mit Hilfe der Blutdruckmessung auf einfache
Weise feststellbar. Dann beginnen jedoch die Probleme und Schwierig-
keiten. Zunächst ist zu klären, ob eine Hochdruckkrankheit im engeren
Sinne vorliegt oder nicht. Nicht zur Hochdruckkrankheit im engeren
Sinne zählen definitonsgemäß vorübergehende und symptomatische, vor-
wiegend oder ausschließlich systolische Blutdrucksteigerungen der in
Tabelle 1 angeführten Ursachen. Blutdrucksteigerungen dieser Art ver-
ursachen nicht oder in weit geringerem Ausmaße typische Hochdruckkom-
plikationen am Herzen und Gefäßsystem. Eine differentialdiagnostische
Abgrenzung ist mit Hilfe der Anamnese und des klinischen Untersuchungs-
befundes möglich und aus prognostischen sowie praktisch therapeutischen
Gründen wichtig.

Tabelle 1. Ursachen temporärer oder symptomatischer, vorwiegend
systolischer Blutdrucksteigerungen (nach 33)

1. Emotionen

2. Fieberhafte Infekte

3. Schwangerschaftstoxikose (Gestose)

4. Akute Glomerulonephritis

5. Erkrankungen des Zentralnervensystems
   (erhöhter Hirndruck, Tumoren, Enzephalitis, Poliomyelitis)

6. Akute intermittierende Porphyrie

7. Akute Vergiftung (Thallium, Blei, CO)

8. Elastizitätsverlust der großen Gefäße
   (sogenannter Altershochdruck)

9. Aortenklappeninsuffizienz

10. Hyperthyreose

11. Hochgradige Bradykardie (z.B. bei kompletten AV-Block)

Die diagnostischen Ziele bei Feststellung eines Bluthochdrucks sind:

a) Klärung der Hochdruckursache, d.h. Nachweis bzw. Ausschluß einer
   potentiell chirurgisch heilbaren oder besserungsfähigen sekundären
   Hochdruckform

---

*Medizinische Klinik und Poliklinik im Klinikum Steglitz der Freien Universität Ber-
lin, Hindenburgdamm 30, 1000 Berlin 45.

Tabelle 2. Einteilung der chronischen arteriellen Hypertonie nach der Ursache

I. Primäre oder essentielle Hypertonie	ca. 80%
II. Sekundäre bzw. symptomatische Hypertonien	
1. renal-parenchymatös	ca. 15%
a) beidseitig	
b) fakultativ einseitig	
2. renovaskulär	ca. 5%
3. endokrin	ca. 1-2%
(Phäochromozytom, Conn- und Cushing-Syndrom)	
4. Isthmusstenose der Aorta	ca. 0,1%

b) Beurteilung des Hochdruckschweregrades und
c) Erfassung weiterer Risikofaktoren (Diabetes mellitus, Fettstoffwechselstörungen, Hyperurikämie, Übergewicht).

Neben der frühzeitigen Feststellung des Bluthochdrucks kann die Erkennung der Hochdruckursache für eine adäquate Therapie und damit für die Prognose des Hochdruckkranken von entscheidender Bedeutung sein. Nach rein *ätiologischen Gesichtspunkten* unterscheiden wir bei der chronischen arteriellen Hypertonie (= Hochdruckkrankheit im engeren Sinne) zwischen einer primären oder essentiellen Hypertonie und einer sekundären Hypertonie (über die Einteilung der chronischen arteriellen Hypertonie nach ihrer Ursache s. Tabelle 2). Bei der sekundären Hypertonie ist die Ursache des Hochdruckleidens bekannt, bei der essentiellen Hypertonie nicht. Die essentielle Hypertonie stellt nach wie vor die häufigste Hochdruckform dar. Zu den sekundären Hypertonien gehören: die renal parenchymatösen, die renovaskulären, die endokrinen Hypertonien und die Isthmusstenose der Aorta.

Der Sinn der Kausaldiagnostik besteht ausschließlich darin, die Hochdruckformen herauszufinden, die einer ursächlichen, d.h. in der Regel chirurgisch heilbaren oder besserungsfähigen Behandlung zugänglich sind. Neben der Erkennung der anteilsmäßig seltener vorkommenden endokrinen und kardiovaskulären Hypertonien hat hierbei die Feststellung funktionell wirksamer Nierenarterienstenosen die praktisch größte Bedeutung (16). Daraus ergibt sich, daß aufwendigere diagnostische Maßnahmen medizinisch und ökonomisch nur dann vertretbar sind, wenn Alter und Allgemeinzustand des Patienten eine Operation möglich und der Schweregrad bzw. die medikamentöse Behandelbarkeit der Hypertonie ggf. eine Operation sinnvoll und notwendig erscheinen lassen. Generell sollte sich der Umfang der Diagnostik allein an den evtl. daraus resultierenden therapeutischen Konsequenzen orientieren. Zur Rationalisierung der kostenintensiven Hochdruckdiagnostik hat die Deutsche Liga zur Bekämpfung des hohen Blutdruckes ein *Schema zur Basisdiagnostik des Hochdrucks in der Praxis* vorgeschlagen (Abb. 1). Es handelt sich hierbei um ein Minimalprogramm unter dem speziellen Gesichtspunkt der Hochdruckdiagnostik. Untersuchungsgang und Untersuchungsausmaß müssen sich dabei selbstverständlich immer der jeweils gegebenen Situation anpassen (1).

Empfehlungen zur Basisdiagnostik des Hochdrucks

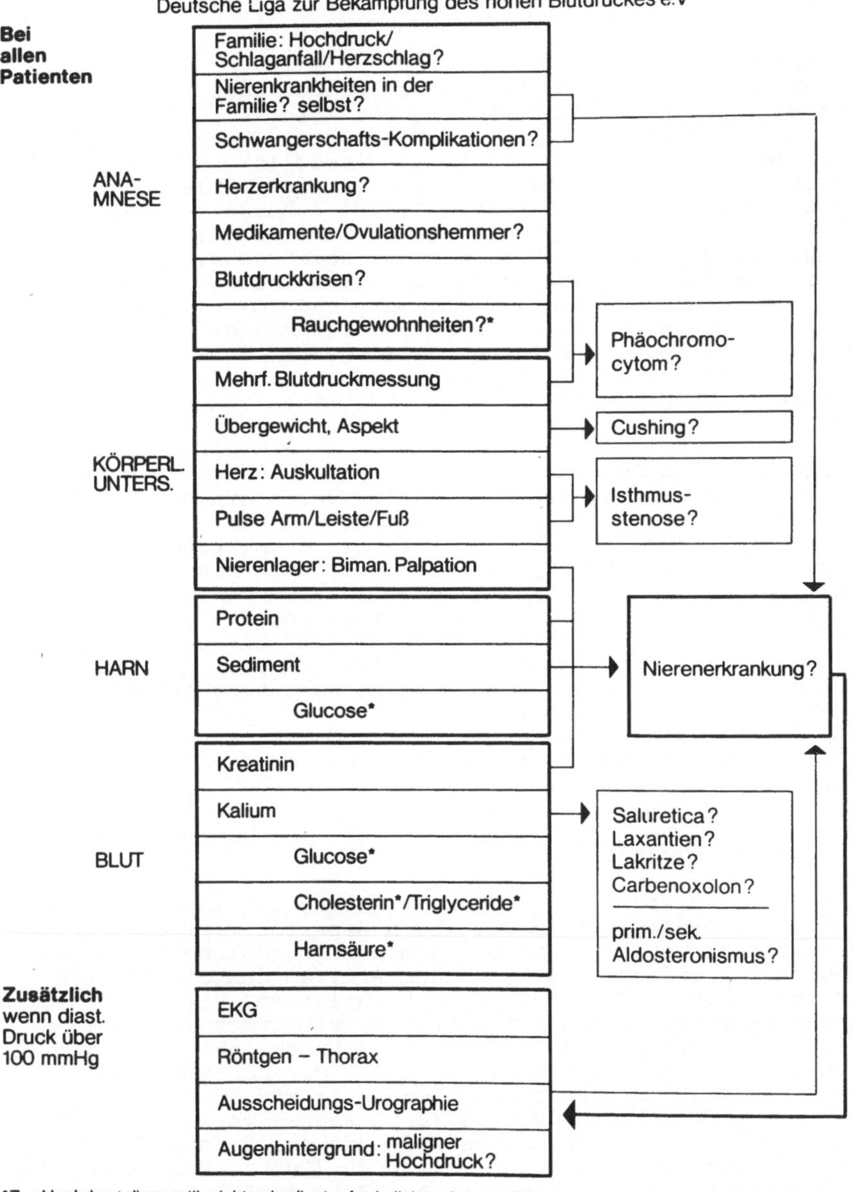

*Zur Hochdruckdiagnostik nicht unbedingt erforderliche, aber zur Erfassung weiterer kardiovaskulärer Risikofaktoren empfehlenswerte Untersuchungen.

__Abb. 1.__ Schema "Empfehlungen zur Basisdiagnostik des Hochdrucks"

2. Basisdiagnostik des Hochdrucks

2.1 Anamnese

Im Rahmen der Anamneseerhebung interessieren vor allem Fragen nach der Hochdruckdauer sowie in der Familienanamnese Angaben über Hochdruck oder Hochdruckkomplikationen (Schlaganfall, Herzinfarkt). Eine familiäre Häufung von Bluthochdruck findet sich bei der essentiellen Hypertonie. Eine diskriminierende Bedeutung kommt dieser Information jedoch nicht zu, da auch z.B. bei Patienten mit renalen Hypertonien häufig eine familiäre Belastung nachweisbar ist. Jugendliches Alter der Patienten macht eine essentielle Hypertonie eher unwahrscheinlich und erfordert den Ausschluß einer Organursache des Hochdrucks. Eine schnelle Entwicklung des Hochdrucks läßt ebenso wie eine maligne Hypertonie - vor allem bei leerer Nierenanamnese - in erster Linie an das Vorliegen einer renovaskulären Hypertonie denken. Nierenkrankheiten, Schwangerschaftskomplikationen oder Eiweißausscheidungen im Urin können generell auf eine renale Genese des Hochdrucks hinweisen. Wichtig ist auch, die Einnahme von blutdrucksteigernden Medikamenten sowie von Ovulationshemmern als Ursache auszuschließen. Die Angabe, daß sich der Bluthochdruck nach Einnahme von Ovulationshemmern verschlimmert habe bzw. seit der Einnahme von Ovulationshemmern erst aufgetreten sei, verdient dabei große Bedeutung. Gegebenenfalls müssen Ovulationshemmer probatorisch für etwa 3 Monate abgesetzt werden, was häufig allein schon zu einer Blutdrucknormalisierung führt. Blutdruckkrisen lassen an das Vorliegen eines Phäochromozytoms denken. Es muß jedoch betont werden, daß beim Phäochromozytom häufig, d.h. in etwa 50% der Fälle, ein Dauerhochdruck besteht. Häufige anamnestische Angaben bei Phäochromozytom-Patienten sind: Kopfschmerzen, Schweißausbrüche, Herzklopfen, Gesichts- oder allgemeine Hautblässe, Angstgefühl, Tremor und Erbrechen. Blutdruckkrisen treten nicht selten im Zusammenhang mit der Betätigung einer Bauchpresse (Miktion, Defäkation), bei plötzlichen Drehbewegungen des Kopfes sowie nach Alkohol- und Nikotinabusus auf. Bei vielen Phäochromozytom-Trägern fehlen jedoch alle diese Hinweise (5, 12, 14, 19, 22).

2.2 Körperliche Untersuchung

Wichtig sind mehrfache Blutdruckmessungen im Liegen *und* im Stehen bzw. im Sitzen. Wenigstens einmal sollte bei jedem Hypertonie-Patienten eine vergleichende Blutdruckmessung an beiden Armen erfolgen. Bei weiteren Messungen genügt die Blutdruckmessung an dem Arm, an dem die höheren Blutdruckwerte ermittelt wurden. Bei manchen Patienten, vor allem bei Nachweis abgeschwächter Fußpulse, ist auch eine Blutdruckmessung am Bein erforderlich. Auf diese Weise läßt sich im Zusammenhang mit dem kardialen Auskultationsbefund die Isthmusstenose der Aorta verdachtsmäßig erfassen. Neben der Isthmusstenose der Aorta können aufgrund der *körperlichen Untersuchung* noch folgende Hochdruckursachen vermutet werden: Einmal das Vollbild des Cushing-Syndroms aufgrund des äußeren Aspektes mit dem charakteristischen Habitus der Patienten (Rubor, Facies lunata, Büffelnacken, Stammfettsucht bei Atrophie der Extremitätenmuskulatur) und weiter das Vorliegen von Zystennieren aufgrund bimanueller Palpation der Nierenlager.

2.3 Laboruntersuchungen

Unzuverlässigkeiten der Anamnese und körperlichen Untersuchungsmöglichkeiten sowie generell die Symptomenarmut gerade bei renalen Hypertonien erfordern unbedingt weitere Untersuchungen zur Erfassung einer

Nierenerkrankung. Als Suchteste eignen sich hierfür insbesondere die qualitative und quantitative Eiweißbestimmung im Harn, Sedimentuntersuchungen und die Bestimmung des Serum-Kreatinins zur Beurteilung der globalen Nierenfunktion. Harnstoff- oder Harnstoff-N-Konzentrationen im Blut sind von der Eiweißzufuhr abhängig, weshalb die Bestimmung dieser Parameter für die Basisdiagnostik weniger geeignet erscheint. Eine Hypokaliämie, welche an einen Mineralocorticoid-Hochdruck denken läßt, sollte allerdings nur dann zu weiteren diagnostischen Konsequenzen führen, wenn eine medikamentöse Ursache ausgeschlossen ist. Häufige Ursachen einer medikamentös induzierten Hypokaliämie sind: Saluretika-Einnahme, chronischer Laxantien-Abusus und Biogastrone-Medikation. Zur Beurteilung der Serum-Kalium-Werte ist es ggf. erforderlich, diese Medikamente für mindestens 14 Tage vor der geplanten Elektrolytbestimmung abzusetzen. Die in der Abbildung 1 noch aufgeführten weiteren laborchemischen Parameter Glukose, Cholesterin bzw. Triglyceride und Harnsäure im Blut dienen der Erfassung weiterer kardiovaskulärer Risikofaktoren und sind für die Kausaldiagnostik der Hypertonie entbehrlich.

Ein besonders schwieriges Problem im Rahmen der Basisdiagnostik des Hochdrucks stellt die verdachtsmäßige Erfassung des Phäochromozytoms dar, bei dem die klinische Symptomatik in Abhängigkeit vom Krankheitsstadium und Ausmaß der Noradrenalin- bzw. Adrenalinsekretion sehr vieldeutig sein kann (5, 22). Wichtigste Grundlage für die Diagnose eines Phäochromozytoms ist der Nachweis einer erhöhten Ausscheidung von Katecholaminen und/oder ihrer Metaboliten (Metanephrine oder Vanillinmandelsäure) im Urin (1, 6, 22, 27). Als Routineverfahren kommen diese Untersuchungen allerdings wegen der unbefriedigenden Kosten-Nutzen-Relation nicht in Frage. Solange keine zuverlässigen Schnellteste für die Praxis zur Verfügung stehen, an deren Entwicklung z.Z. gearbeitet wird und die in Erprobung sind, ist eine Patientenselektion für diese Hormonanalysen unumgänglich.

Wichtige *Indikationen zur Bestimmung der Katecholamine und/oder ihrer Metaboliten im Urin* sind neben den bereits bei der Anamnese besprochenen Hinweisen:

a) Blutdruckkrisen bei normalem oder erhöhtem Ruheblutdruck,
b) ungeklärte Tachykardien, paroxysmal oder permanent, bei labiler oder stabiler Hypertonie sowie Neigung zur Orthostase,
c) therapieresistente arterielle Hypertonien,
d) stärkere Blutdruckanstiege nach Einnahme von Reserpin oder Guanethidin sowie nach Einleitung einer Narkose.

Je jünger ein Patient mit anamnestischen Blutdruckkrisen oder einer konstanten Blutdruckerhöhung ist, umso eher sollte ein Phäochromozytom ausgeschlossen werden, während bei älteren Patienten nur schwere und therapieresistente Hypertonien eine solche Diagnostik im strengen Sinne erforderlich machen. Der Tumorverdacht ist umso eher begründet, wenn die Patienten über eine Gewichtsabnahme klagen, Glukosetoleranz-Störungen aufweisen bzw. eine Neurofibromatose haben.

Laborchemische Gründe machen es notwendig, daß mindestens 8-10 Tage vor Bestimmung der Katecholamine bzw. ihrer Metaboliten im Urin Alpha-Methyldopa-haltige Medikamente abgesetzt werden müssen (10).

2.4 Zusätzliche Untersuchungen

In Abhängigkeit von der Blutdruckhöhe und dem Lebensalter der Patienten sind folgende zusätzliche Untersuchungen im Rahmen der Basisdiagnostik zu erwägen: Elektrokardiogramm, Röntgenuntersuchung der Thoraxorgane, Ausscheidungsurographie und Augenhintergrunduntersuchung.

2.4.1 Elektrokardiogramm

Mit Hilfe des Elektrokardiogramms soll der Frage nachgegangen werden,
ob Zeichen der Linksherzbelastung (Linkspositionstyp, Linkshypertro-
phie, pathologischer Linkstyp) nachweisbar sind. Hierdurch lassen sich
im Zusammenhang mit der Röntgenuntersuchung der Thoraxorgane wichtige
Hinweise auf Auswirkungen des Hochdrucks am Herzen gewinnen.

2.4.2 Röntgenuntersuchung der Thoraxorgane

Die Röntgenuntersuchung der Thoraxorgane dient der Frage nach Herzgröße und Herzform und damit der Suche nach kardialen Auswirkungen des
bestehenden Hochdrucks, der Überprüfung der Aorta (Aortenisthmusstenose, Aortensklerose?) sowie dem Nachweis oder Ausschluß von Rippen-
usuren als indirektem Hinweis auf das Vorliegen einer Isthmusstenose
der Aorta.

2.4.3 Ausscheidungsurographie

Eine Ausscheidungsurographie, zweckmäßigerweise mit Früh- und Spätaufnahmen, ist unter folgenden Voraussetzungen angeraten:

a) bei positiver Nierenanamnese und/oder klinischen Hinweisen für eine
   Nierenerkrankung,
b) bei Patienten unter 50 Jahren mit diastolischen Blutdruckwerten
   über 100 mmHg,
c) bei Patienten über 50 Jahre mit schwerer und therapieresistenter
   Hypertonie.

Aus praktischer Sicht ist auf die Durchführung eines Ausscheidungsuro-
gramms bei jüngeren Patienten mit leichteren Hypertonien und bei älteren Patienten mit gut behandelbaren Hypertonien verzichtbar. Das Ausscheidungsurogramm kann in Verbindung mit Früh- und evtl. Spätaufnahmen
gleichzeitig Hinweise auf das Vorliegen einer Nierenarterienstenose
liefern. Entsprechend den Ergebnissen der amerikanischen "Cooperative
Study of Renovascular Hypertension" (2, 21) legt folgende Befundkonstel-
lation im Minutenurogramm den Verdacht auf eine einseitige Nierenarterienstenose nahe:

a) eine Differenz der Nierenlängsdurchmesser, wenn die betroffene Niere
   um mindestens 1,5 cm kleiner ist als die kontralaterale Niere,
b) eine verzögert einsetzende Kontrastmittelausscheidung oder vermin-
   derte Kontrastmitteldichte im Kelchsystem der befallenen Niere auf
   den Frühaufnahmen,
c) eine vermehrte Kontrastmitteldichte im Nierenbeckenkelchsystem der
   befallenen Niere auf den Spätaufnahmen.

Die arteriographisch kontrollierte Trefferquote dieses Verfahrens
zeigt Tabelle 3 (2). Wie zu erkennen ist, steigt mit zunehmendem Ste-
nosegrad bei einseitiger Nierenarterienstenose der Prozentsatz patholo-
gisch-radiologischer Befunde im Minutenurogramm. In etwa 22% der Fälle
ist der Urogrammbefund trotz des Vorliegens einer über 50%igen Stenose
normal, d.h. falsch negativ, und in etwa 11% der Fälle falsch positiv.
Dies zeigt, in Übereinstimmung mit anderen Untersuchungen, die eingeschränkte Aussagekraft dieses Verfahrens als Suchtest für eine einseitige Nierenarterienstenose. Andererseits spricht der Nachweis einer
verzögerten bzw. länger anhaltenden Anfärbung des Nierenbeckenkelch-
systems bei angiographischem Nachweis einer Nierenarterienstenose für
eine erhebliche hämodynamische, d.h. funktionelle Wirksamkeit der
Stenose und ist im Sinne einer positiven seitengetrennten Nierenfunk-
tionsprüfung zu werten (2, 18). Dagegen schließt ein unauffälliges
Früh- und Späturogramm bei einem Hypertonie-Patienten sowohl eine funktionell wirksame einseitige Nierenarterienstenose als auch beidersei-
tige Nierenarterienstenosen keineswegs aus, weshalb die Indikation zur

Tabelle 3. Urographie mit Frühaufnahmen bei essentieller
Hypertonie und Hypertonie bei einseitiger Nierenarterienstenose (NAS), (2)

Diagnose	n	Normal %	Abnormal %
essentielle Hypertonie	771	88,6	11,4
einseitige NAS			
< 50%	126	77,7	22,3
50% - 80%	117	36,0	64,0
80% - 99%	124	17,2	82,8
100%	47	4,3	95,7
insgesamt	288	21,8	78,2

Nierenarteriographie nicht allein vom Ergebnis des Minutenurogramms
abhängig gemacht werden kann. Dennoch hat diese Untersuchung als Suchtest im Rahmen der Hochdruckdiagnostik zum gegenwärtigen Zeitpunkt
einen höheren Stellenwert als z.B. nuklearmedizinische Untersuchungsverfahren der Nieren, die wegen des geringeren Zeit- und Kostenaufwan-
des eigentlich zu bevorzugen wären. Die Gründe hierfür sind: Einmal
haben die bisher zur Verfügung stehenden nuklearmedizinischen Untersuchungsmethoden (Jod-131-Hippuran-Nephrographie bzw. Sequenzszintigra-
phie mit Jod-131-Hippuran oder Pertechnetrat) keineswegs eine größere
Aussagekraft und höhere Trefferquote (die Zahl der falsch positiven
und falsch negativen Befunde liegt sogar höher) und zum anderen lassen
sich mit Hilfe des Urogramms in jedem Fall sehr wertvolle Hinweise
über die Morphologie der Nieren und ableitenden Harnwege gewinnen (4,
13, 20, 21, 29).

2.4.4 Untersuchung des Augenhintergrundes

Bei der Untersuchung des Augenhintergrundes geht es im Rahmen der Hochdruckdiagnostik in erster Linie darum festzustellen, ob Hinweise für
eine maligne Hypertonie gegeben sind (Nachweis von Parenchymveränderun-
gen der Netzhaut in Form von Blutungen, Netzhautherden, Cotton-Wool-
Herden und Papillenveränderungen in Form von Papillenunschärfe bzw.
Hinweise für Papillenödem).

Mit Hilfe des besprochenen Basisprogramms lassen sich die meisten
sekundären Hypertonien zumindest verdachtsmäßig erfassen, Schweregrad
und mögliche Komplikationen des Hochdrucks abschätzen und evtl. weitere Risikofaktoren aufdecken. Das schwierigste Problem im Rahmen der
Basisdiagnostik stellt zweifellos die Erfassung des Phäochromozytoms
dar, sofern man nicht gleich bei jedem Patienten eine eingehende Hor-
monanalyse vornehmen will, und die Indikationsstellung zur Ausscheidungsurographie. Medizinisch ist es aber durchaus vertretbar, bei älteren Hypertonie-Patienten auf diese und andere aufwendige Untersuchungen von vornherein zu verzichten und zunächst einen medikamentösen Behandlungsversuch zu unternehmen.

3. Spezielle Diagnostik bei arterieller Hypertonie

Zusätzliche speziellere Untersuchungsverfahren, die kosten- und zeitaufwendig sind und in der Regel eine stationäre Aufnahme erforderlich

machen, sollten ausschließlich auf jene Hypertonie-Patienten beschränkt werden, deren Lebensalter und Allgemeinzustand eine Operation ermöglichen oder deren Hochdruckschweregrad bzw. medikamentöse Behandelbarkeit der Hypertonie eine Operation sinnvoll und notwendig erscheinen lassen. Verallgemeinernd läßt sich sagen, daß die Bemühungen zur diagnostischen Abklärung umso intensiver sein sollten, je jünger der Patient und je schwerer der Hochdruck ist.

Folgende *fakultative Untersuchungen* kommen dabei in Frage (Tabelle 4):

Tabelle 4. Fakultative Untersuchungen bei arterieller Hypertonie

---

1. Bei Verdacht auf renovaskuläre Hypertonie

   Nierenarteriographie, evtl. Renin
   (seitengetrennt im Nierenvenenblut, peripheres Blut)

2. Bei Verdacht auf endokrine Hypertonie

   a) Phäochromozytom

      Katecholamine bzw. VMS im 24-Std.-Urin
      (Nur in Ausnahmefällen: Provokationsteste -
      Tyramin-Test, Glucagon-Test)

   b) Cushing-Syndrom

      Plasmacortisol (Morgenwert) vor und nach Dexamethason,
      evtl. ACTH im Plasma, Metopiron-Test

   c) Conn-Syndrom

      Aldosteron (Sekretions- und/oder Exkretionsrate),
      Plasmarenin (Ruhe, Stimulation),
      evtl. Aldosteron seitengetrennt im NN-Venenblut

Bei biochem. Sicherung der Diagnosen (a - c):
   NN-Arteriographie/Phlebographie/Szintigraphie

3. Bei Verdacht auf Aortenisthmusstenose

   Angio-Kardiographie

3.1 Bei Verdacht auf eine renovaskuläre Hypertonie

Zum morphologischen Nachweis einer Nierenarterienstenose ist eine Nierenarteriographie erforderlich. In Tabelle 5 sind unter Berücksichtigung der bereits besprochenen Kriterien die Indikationen zur Nierenarteriographie zusammengefaßt. Der morphologische Nachweis einer Nierenarterienstenose sagt noch nichts darüber aus, ob sie Ursache oder Folge des Hochdrucks ist. Zur Beurteilung dieser Frage sind besondere Funktionsteste erforderlich. Bei der Prüfung der hämodynamischen Wirksamkeit der Nierenarterienstenose hat die seitengetrennte Reninbestimmung im Nierenvenenblut die größte Aussagekraft (11, 17, 31, 32). Ist die Nierenarterienstenose hämodynamisch wirksam, steigt die Plasma-Renin-Aktivität im Venenblut der betroffenen Niere durch eine Mehrsekretion von Renin und/oder eine Verminderung des renalen Blutflusses mehr oder weniger stark an. Bei starker Mehrsekretion ist die Plasma-Renin-Aktivität auch im peripheren Venenblut erhöht. Liegt der Nierenvenen-Renin-Quotient (Plasma-Renin-Aktivität der befallenen Seite dividiert durch die der kontralateralen Nierenvene) über 1,5-2,0, ist eine erhebliche hämodynamische Wirksamkeit des Gefäßdefektes und die Möglichkeit einer operativen Heilung oder Besserung wahrscheinlich. Bei fehlender Seitendifferenz der Reninaktivität im Nierenvenenblut sollte zunächst von einer Operation abgesehen und das Ergebnis eines medikamentösen Behandlungsversuchs abgewartet werden. Dies gilt auch für

Tabelle 5. Indikation zur Nierenarteriographie im Rahmen der Hochdruckdiagnostik

---

Voraussetzung: Eine Operation ist klinisch notwendig und möglich

a) bei Hypertoniepatienten mit Verdacht auf eine Nierenarterienstenose aufgrund der Basisuntersuchungen (Seitendifferenzen im i.v.-Pyelogramm bzw. einseitig kleine Niere, Hypokaliämie).

b) bei jüngeren Patienten (< 50 Jahre) mit diastolischen Blutdruckwerten von > 110 mm Hg,

c) bei älteren Patienten (> 50 Jahre) mit schwerer und konservativ nicht zu beeinflussender Hypertonie,

d) bei Patienten mit einer sich schnell entwickelnden malignen Hypertonie,

e) bei Patienten, bei denen plötzlich die bisherige und wirksame antihypertensive Therapie nicht mehr ausreicht,

f) bei Patienten mit plötzlicher Hypertonie bei klinischen Hinweisen für einen Niereninfarkt.

Patienten mit beiderseitigen Nierenarterienstenosen, sofern nicht zur Aufrechterhaltung oder Besserung der globalen Nierenfunktion eine revaskularisierende Operation angeraten erscheint. Seitengetrennte quantitative Nierenfunktionsproben (Howard-, Rapaport- und Stamey-Tests) werden heute zur Beurteilung der hämodynamischen Wirksamkeit einer Nierenarterienstenose nicht mehr verwendet. Ihre Aussagefähigkeit ist geringer als die der seitengetrennten Reninbestimmung im Nierenvenenblut. In Erprobung ist z.B. ein pharmakologischer Test, bei dem Saralasin, welches kompetitiv Angiotensin II an den Rezeptoren hemmt, als Suchtest für eine Angiotensin-abhängige Hypertonie angewandt wird. Zuverlässigkeit und praktische Anwendbarkeit dieses Tests müssen jedoch noch weiteren Prüfungen vorbehalten bleiben (3, 9, 25, 26, 30).

3.2 Bei Verdacht auf endokrine Hypertonien

3.2.1 Phäochromozytom

Zur diagnostischen Sicherung des Phäochromozytoms ist die Bestimmung der Katecholamine und/oder ihrer Metaboliten (Metanephrine oder Vanillinmandelsäure) im Urin erforderlich (6, 27). Beim Phäochromozytom mit Dauerhypertonie sind dabei immer hochsignifikant erhöhte Werte nachweisbar, während bei Blutdruckkrisen im normotonen Intervall die Katecholamine normal sein können. Läßt sich bei klinischem Verdacht auf ein Phäochromozytom mit Blutdruckkrisen im normotonen Intervall keine erhöhte Katecholamin-Ausscheidung nachweisen, sollte man dem Patienten zunächst ein entsprechend präpariertes Gefäß mitgeben und ihn auffordern, in direktem zeitlichen Zusammenhang mit der nächsten Blutdruckkrise bzw. einer entsprechend verdächtigen Symptomatik den Urin über 24 Stunden zu sammeln. Auf diese Weise läßt sich häufig die Diagnose sichern. Nur bei dringendem klinischen Verdacht und selten auftretenden Blutdruckkrisen können auch im normotonen Intervall Provokationsteste (Tyramin-Test, Glucagon-Test) in Verbindung mit der Bestimmung der Plasma-Katecholamine durchgeführt werden. Da diese Teste zeitaufwendig, unzuverlässig und auch nicht risikolos sind, sollten sie nur in Ausnahmefällen - selbstverständlich unter stationärer Kontrolle - zur Anwendung kommen. In Verbindung mit der gleichzeitigen Bestimmung der Plasma-Katecholamine können diese Provokationsteste zur Prophylaxe einer Anfallssymptomatik auch unter dem Schutz von oral verabreichten Alpha-(und Beta-)Rezeptorenblockern vorgenommen werden (23). Nach biochemischer Sicherung der Diagnose erfolgt die Lokalisa-

48

tionsdiagnostik (in etwa 80% der Fälle wächst ein Phäochromozytom in
der Marksubstanz der Nebennieren, in etwa 20% extraadrenal). Hierzu
ist neben dem Ausscheidungsurogramm, kombiniert mit Schichtaufnahmen
der Nieren, eine Nebennierenarteriographie oder evtl. Phlebographie
erforderlich. Da hierbei Blutdruckkrisen ausgelöst werden können, sollten entsprechende Vorsichtsmaßnahmen getroffen werden (Bereitstellung
von Regitin). Wenn bei sehr kleinen Tumoren mit Hilfe der Nebennierenarteriographie und Phlebographie kein Tumornachweis gelingt (oder ein
extraabdominell gelegener Tumor vermutet werden muß), empfiehlt sich
die etagenweise Blutentnahme aus der Vena cava zur Katecholamin-Be-
stimmung und Tumorlokalisation (22, 32). Durch Konzentrationsunter-
schiede kann auf diese Weise die Lage auch radiologisch nicht nachweis-
barer Tumoren eingegrenzt werden. Welche Bedeutung dem in Entwicklung
befindlichen szintigraphischen Verfahren unter Anwendung von C-14-mar-
kiertem Dopamin, welches vom Tumorgewebe aufgenommen wird, bei der
Lokalisation vor allem multipler und metastasierender Phäochromozytome
zukommt, läßt sich zum augenblicklichen Zeitpunkt noch nicht entscheiden (7).

3.2.2 Cushing-Syndrom

Die Diagnose des Cushing-Syndroms wird gesichert durch den Nachweis
eines erhöhten Plasma-Cortisols mit Verlust des normalen Tag-Nacht-
Rhythmus sowie fehlender Suppression des Cortisol-Spiegels nach einer
abendlichen Dexamethason-Gabe von 2 mg (Dexamethason-Kurztest). Zur
Unterscheidung zwischen bilateraler Hyperplasie und autonomer Sekretion infolge Adenom oder Carcinom der Nebennierenrinde können der
Dexamethason-Test, die Bestimmung des ACTH-Plasma-Spiegels und evtl.
der Metopiron-Test durchgeführt werden (15, 24, 28, 32). Das Prinzip
des Dexamethason-Hemmtests besteht darin, das Plasma-Cortisol bzw. die
17-Hydroxy-Corticosteroide im Urin vor und nach Hemmung von ACTH mit
verschiedenen Dosen Dexamthason zu bestimmen. Ist die Ursache des
Cushing-Syndroms eine bilaterale Nebennierenrindenhyperplasie, dann
erfolgt mit höheren Dosen von Dexamethason eine Suppression des Plasma-Cortisols bzw. der Corticoid-Ausscheidung im Urin, während bei autonomer Sekretion (Adenom oder Carcinom) auch mit hohen Dexamethason-
Dosen keine Suppression festgestellt werden kann. Gesunde zeigen schon
mit 2 mg Dexamethason/Tag eine starke Suppression des Plasma-Cortisols
bzw. der Corticoid-Ausscheidung im Urin. Das Prinzip des Metopiron-
Testes beruht auf einer Verminderung der Cortisol-Produktion durch
Hemmung der 11-Beta-Hydroxylase. Hierdurch kommt es zu einer Stimulierung der ACTH-Sekretion bei bilateraler Nebennierenrindenhyperplasie,
nicht aber beim Tumor, bei dem ACTH chronisch supprimiert ist. Das bei
der Hyperplasie vermehrte ACTH steigert die Synthese von Cortisol-Vor-
stufen, die mit Hilfe der Bestimmung der 17-Hydroxy-Corticosteroid-
Ausscheidung im Urin erfaßt werden (32). Zur Lokalisationsdiagnostik
empfiehlt sich die Nebennierenarterio- bzw. Phlebographie. Weiterhin
besteht die Möglichkeit der szintigraphischen Darstellung der Nebennierenrinde mit Jod-131-Cholesterol, wodurch eine Differenzierung zwischen Adenomen und Hyperplasien möglich ist. Entscheidender Nachteil
dieser Methode ist jedoch, daß das injizierte Jod-131-Cholesterol in
allen Steroid-produzierenden Geweben angereichert wird und somit zu
einer sehr hohen Strahlenbelastung der Gonaden führt (8). Somit kommt
die Anwendung dieser Untersuchungsmethode bei jüngeren Patienten nicht
in Frage.

3.2.3 Conn-Syndrom (primärer Aldosteronismus)

Für das Vorliegen eines Conn-Syndroms (primärer Aldosteronismus)
spricht die biochemische Konstellation einer erhöhten Aldosteron-Sekre-
tions- und/oder Exkretionsrate und einer verminderten und nur wenig
stimulierbaren Plasma-Renin-Aktivität. Die Differentialdiagnose zwischen den beiden Hauptformen des primären Aldosteronismus, dem soli-

tären Adenom und der nodulären Hyperplasie, die im Hinblick auf die operativen Heilungschancen von großer Bedeutung ist, kann große Schwierigkeiten bereiten. Zur Differenzierung eignen sich vor allem die Plasma-Aldosteron-Bestimmung vor und nach aktiver Orthostase, wobei die Plasma-Aldosteron-Konzentration bei Vorliegen einer Hyperplasie in Orthostase signifikant ansteigt (32) und besser noch die Nebennierenphlebographie, kombiniert mit einer seitengetrennten Bestimmung des Aldosterons im Nebennierenvenenblut. Die seitengetrennte Bestimmung des Plasma-Aldosterons im Nebennierenvenenblut ist die sicherste Methode zur Differenzierung zwischen einem Adenom und einer Hyperplasie. Der einzige Nachteil dabei ist, daß nicht in allen Fällen eine Sondierung beider Nebennierenvenen gelingt. Bei Vorliegen eines solitären Adenoms finden sich auf der Tumorseite im Nebennierenvenenblut hohe Hormonkonzentrationen bei niedrigen Hormonkonzentrationen auf der kontralateralen Seite. Sind diese Untersuchungsmethoden nicht durchführbar, kann evtl. eine szintigraphische Darstellung der Nebennieren mit Jod-131-Cholesterol versucht werden. Die differentialdiagnostische Treffsicherheit dieses Verfahrens soll bei 60-70% liegen. Auf die wesentlichen Nachteile dieser Methode wurde bereits eingegangen.

3.2.4 Bei Verdacht auf Aortenisthmusstenose

Die Diagnose der Aortenisthmusstenose wird durch die Angiokardiographie gesichert, die eine genaue Aussage über die Lokalisation und Ausdehnung der Stenose ermöglicht.

Literatur

1. Bock, K.D.: Die Differentialdiagnose des Hochdrucks. Med. Klin. 70, 67 (1975)
2. Bookstein, J.J., Abrams, H.L., Buenger, R.E., Lecky, J., Stanley, S.F., Reiss, M.S., Bleifer, K.H., Klatte, E.C., Varady, P.D., Maxwell, M.H.: Radiologic aspects of renovascular hypertension. J. Am. Med. Ass. 220, 1218 (Part I) und 1225 (Part II) (1972)
3. Case, D.B., Wallace, J.M., Keim, H.J., Sealey, J.E., Laragh, J.H.: Usefulness and limitations of saralasin, a partial competitive agonist of angiotensin II for evaluating the renin and sodium factors in hypertensive patients. Am. J. Med. 60, 825 (1976)
4. Dieterich, W.-R., Schmidt, P.K.J., Schneider, G., Gorka, H., Bones, H.: Der Wert der Isotopennephrographie für die Diagnostik hormonell aktiver Nierenarterienstenosen. Dtsch. Ges.wesen 28, 733 (1973)
5. Gifford, R.W., Jr.: Evaluation of the hypertensive patient with emphasis on detecting curable causes. Milbank Mem. Fund. Q. 47, 170 (1969)
6. Greeff, K., Strobach, H.: Diagnose des Phäochromocytoms und Neuroblastoms durch Bestimmung von Noradrenalin, Adrenalin und deren Metaboliten im Harn. Herz/Kreisl. 2, 431 (1970)
7. Harrison, T.S., Freier, D.T., Cohen, E.L.: Recurrent pheochromocytoma. Arch. Surg. 108, 45 (1974)
8. Helber, A., Dvorak, K., Winkelmann, W., Meurer, K.A., Würz, H., Dickmans, A.: 131J-Cholesterin-Szintigraphie der Nebennieren. Dtsch. Med. Wochenschr. 100, 2524 (1975)
9. Helber, A., Hummerich, W., Bönner, G., Meurer, K.A., Moritz, G.: Saralasin-Test, Nierenvenenrenin und seitengetrennte Nierendurchblutung bei renovaskulärer Hypertonie. Verh. Dtsch. Ges. Kreislaufforsch. 43, (1977)
10. Hengstmann, J.H., Dengler, H.J.: Der Einfluß von Antihypertensiva auf die Ausscheidung von Katecholaminen und ihren Metaboliten und seine Bedeutung für die Diagnostik des Phäochromozytoms. Dtsch. Med. Wochenschr. 100, 2349 (1975)
11. Hussain, R.A., Gifford, R.W., Stewart, B.H., Meaney, T.F., Lawrence, J.M., Donald, G.V., Humphrey, D.C.: Differential renal venous renin activity in diagnosis of renovascular hypertension. Review of 29 cases. Am. J. Cardiol. 32, 707 (1973)

12. Jahnecke, J.: Risikofaktor Hypertonie. Mannheim: Studienreihe Boehringer 1974
13. Kean, J.M., Schlegel, J.U.: The use of a scintillation camera system for screening of hypertensive patients. J. Urol. 108, 12 (1972)
14. Kirkendall, W.M., Liechty, R.D., Culp, D.A.: Diagnosis and treatment of patients with pheochromocytoma. Arch. Intern. Med. 115, 529 (1965)
15. Kley, H.K.: Aktuelle endokrinologische Diagnostik. Das Nebennierenrindensystem. Dtsch. Ärzteblatt 74, 207 (1977)
16. Lohmann, F.W., Dissmann, Th., Gotzen, R., Molzahn, M., Oelkers, W., Bachmann, D., Grohme, S.: Praktische Erfahrungen bei 312 nephro-angiographierten Patienten mit Hypertonie. Arch. Kreislaufforsch. 63, 90 (1970)
17. Lohmann, F.W., Dissmann, Th., Gotzen, R., Molzahn, M., Oelkers, W., Rücker, G., Baumgärtel, H., Bachmann, D.: Funktionsdiagnostik und Spätergebnisse bei operierten Hypertonie-Patienten mit Nierenarterienstenose. Dtsch. Med. Wochenschr. 96, 1347 (1971)
18. Lohmann, F.W., Dissmann, Th., Gotzen, R.: Die Bedeutung des intravenösen Pyelogramms für die Funktionsdiagnostik bei Hypertoniepatienten mit Nierenarterienstenose. Verh. Dtsch. Ges. Inn. Med. 80, 301 (1974)
19. Lynch, J.D., Sheps, S.G., Bernatz, P.E., Re Mine, W.H., Harrison, E.G., Jr.: Neurofibromatosis and hypertension due to phaeochromocytoma or renal artery stenosis. Minn. Med. 55, 25 (1972)
20. Maxwell, M.H., Lupu, A.N., Taplin, V.: Radioisotope renogram in renal arterial hypertension. J. Urol. 100, 376 (1968)
21. Maxwell, M.H.: Cooperative study of renovascular hypertension: current status. Kidney Int. 8, 153 (1975)
22. Meurer, K.A., Lang, R., Kaufmann, W.: Das Phäochromocytom. Nieren und Hochdruck. 5, 187 (1975)
23. Mühlhoff, G., Sack, H.: Zur Problematik von Provokationstesten beim Phäochromozytom. Med. Welt 27, 1179 (1976)
24. Philipp, Th.: Spezielle Hochdruckdiagnostik im Krankenhaus. Therapiewoche 26, 1114 (1976)
25. Plas, D.T., Frederick, D.M., Frank, S., George, S.D., jr.: A specific competitive antagonist of the vascular action of angiotensin II. Circ. Res. 29, 664 (1971)
26. Röckel, A., Wernze, H., Sabel, B., Heidland, A.: Kritische Analyse des Saralasin-testes in der Differentialdiagnostik der Hypertonie. Klin. Wochenschr. 55, 651 (1977)
27. Sack, H.: Das Phäochromocytom. Herz/Kreisl. 2, 437 (1970)
28. Schoen, R., Südhof, H.: Biochemische Befunde in der Differentialdiagnose innerer Krankheiten. Stuttgart: Thieme 1965
29. Stolle, E., Gotzen, R., Khalil, M.: Der Wert des Frühurogramms bei der Abklärung einer arteriellen Hypertonie. Fortschr. Geb. Röntgenstr. Nuklearmed. 127, 238 (1977)
30. Streeten, D.H.P., Anderson, G.H., Freiberg, F.M., Dalakos, T.G.: Angiotensin antagonist in diagnosing angiotensinogenic hypertension. New Engl. J. Med. 292, 657 (1975)
31. Vaughan, E.D., Bühler, F.R., Laragh, J.H., Sealey, J.E., Baer, L., Bard, R.H.: Renovascular hypertension: renin measurements to indicate hypersecretion and contralateral suppression, estimate renal plasma flow and score for surgical curability. Am. J. Med. 55, 402 (1973)
32. Vetter, H.: Spezielle Diagnostik bei Hypertonie. Therapiewoche 26, 6854 (1976)
33. Wolff, H.P.: Die Differentialdiagnose der Hypertonien. Therapiewoche 12, 985 (1973)

Kritische Bewertung von Blutdruckmeßmethoden

B. Krönig*

1. Einleitung

Bei Erfassung und Behandlung des wesentlichen kardiovaskulären Risikofaktors, der arteriellen Hypertonie, spielt die Blutdruckmessung eine
vordergründige Rolle. Im ärztlichen Alltag ist die Methode so weitgehend Routine geworden, daß selten Gedanken einer kritischen Bewertung
des Vorgehens aufkommen. Da jedoch die zur Blutdruckmessung am Menschen
zur Verfügung stehenden Verfahren einige Besonderheiten und Fehlerquel-
len aufweisen können, soll im folgenden der Versuch einer kritischen
Würdigung unserer derzeitigen Erkenntnisse auf dem Sektor der Blutdruck-
meßmethoden vorgenommen werden. Dabei ist der Schwerpunkt auf drei Be-
reiche gelegt worden: a) direkte arterielle Messung, b) indirekte Messung und c) allgemeine Betrachtungen.

2. Direkte intraarterielle Blutdruckmessung

In der historischen Entwicklung der Blutdruckmeßmethoden spielte die
indirekte interaarterielle Messung eine wesentlich größere Rolle als
die auch heute noch gängigste Methode der indirekten Messung mit Staumanschette und Auskultation der Korotkov-Geräusche. Bekannt geworden
sind jene Untersuchungen des naturwissenschaftlich interessierten Geist-
lichen, Stephan Hales, aus dem Jahre 1733 (Lit. bei 9). In der Beschrei-
bung der 3. Untersuchung heißt es frei übersetzt: "Für meine dritte
Untersuchung legte ich ein gewöhnliches Gatter flach auf die Erde und
band darauf eine weiße Stute in rechter Seitenlage fest .... Nach Frei-
legen der linken Arteria carotis wurde ein Messingröhrchen, das mit
einer Gänsegurgel an eine 12 Fuß lange Glasröhre angeschlossen war,
herzwärts vorgeschoben ..... Das Blut stieg, wie bei den Voruntersu-
chungen, in der Glasröhre hoch, bis es eine Höhe von 9 Fuß und 6 Zoll
erreichte".
   Überträgt man diesen Druck in mmHg, so ergibt sich ein (systolischer)
Wert von ca. 210 mmHg, was nach Angaben der Literatur (s. bei 9) auch
für ein Pferd oberhalb der Normgrenze liegt, sicher aber unter der vorgenannten Untersuchungsbedingung noch als situativ-verursacht zu inter-
pretieren ist.
   Eine weitere Entwicklung der direkten Messung brachte im Jahre 1828
die Einführung eines u-förmigen Quecksilber-Manometers, wie es von
Poiseuille (29) zur Messung des Blutdrucks am Hunde verwendet wurde.
Durch Anschluß eines Kymographen wurde das Verfahren 1847 von Ludwig
(27) erweitert und in der Registriergenauigkeit optimiert.
   Während das Quecksilbermanometer noch eine ziemlich hohe Dämpfung
und geringe Eigenfrequenz besaß, ging das Ziel der weiteren Entwicklung

*Innere Abteilung des Evangelischen Elisabeth-Krankenhauses Trier, Theobaldstraße 12,
5500 Trier

direkter intraarterieller Blutdruckmeßverfahren zu rasch registrieren-
den Geräten mit geringer Dämpfung und hoher Eigenfrequenz. Es folgten
demgemäß mechano-optische und elektro-optische Druckaufnehmer (Lit.
bei 9), bis schließlich 1947 von Lambert u. Mitarb. (26) die auch
heute noch am meisten verwendeten *mechano-elektrischen Druckaufnehmer* eingeführt wurden. Das Prinzip dieser Druckaufnehmer besteht in einer druck-
abhängigen Widerstandsänderung (Wheatstone'sche Brückenschaltung), die
es gestattet, bei sehr geringer Volumenveränderung (0,01 - 0,12 mm^3/
100 mmHg) und einer Eigenfrequenz von ca. 30 - 60 Hz eine zuverlässige
intraarterielle Blutdruckmessung durchzuführen. Die direkte arterielle
Messung mit mechano-elektrischen Druckaufnehmern ist allerdings nur
dann zuverlässig, wenn regelmäßig Kontrollen durch eine *mechanische* (z.B.
mit dem Gauer'schen Manometer) und dynamische Eichungen vorgenommen
werden. Hinsichtlich weitergehender Probleme der Genauigkeit intraarterieller Messungen sei u.a. auf eigene Untersuchungen (21) verwiesen.

3. Indirekte Blutdruckmessung

Bereits im Jahre 1876 wurden von v. Basch (3) erste Angaben über die
Möglichkeit einer Abschätzung des arteriellen Druckes in der Arteria
radialis durch apparativ-manuelle Kompression mit Palpation des distalen Pulses angegeben. Der luft- oder flüssigkeitsgefüllte, etwa kirsch-
große Kompressionsballon stand dabei in unmittelbarer Verbindung mit
dem eigentlichen Quecksilbermanometer. Angaben über die Höhe des diastolischen Druckes waren mit dieser Apparatur jedoch noch nicht zu erlangen.

Eine Weiterentwicklung der indirekten Meßmethode wurde fast gleichzeitig 1895 durch Riva-Rocci (33) sowie 1897 durch Hill und Barnard
(14) bekanntgegeben. Diese Autoren verwendeten statt der Kompression
der Arteria radialis mit dem von Basch'schen Gerät eine ebenfalls kom-
primierende armumschließende ca. 5 cm breite Manschette. Diese aufblasbare Manschette stand wiederum mit einem Quecksilbermanometer in
Verbindung; bei fallendem Druck war über die Palpation des distalen
Pulses (Arteria radialis) eine Registrierung des systolischen Druckes
möglich.

Vergleichsmessungen mit intraarteriellen Blutdruckwerten führten
bereits 1901 v. Recklinghausen (31) dazu, eine breitere Manschette von
etwa 10-12 cm zu empfehlen, da damit eine wesentliche Steigerung der
Registriergenauigkeit des systolischen Druckes (der allerdings immer
noch durch Palpation des peripheren Pulses bestimmt wurde) verbunden
war.

Die Ergänzung zur auch von uns heute noch angewandten Methode der
indirekten Blutdruckmessung erfolgte 1905 durch den Chirurgen Korotkov
in Petersburg (20). Bei Untersuchungen über arterielle Kollateral-
Kreisläufe waren Korotkov auskultatorisch-erfaßbare Geräuschphänomene
aufgefallen, die sich als zuverlässig in der Beurteilung nicht mehr
nur des systolischen sondern auch des diastolischen Druckes erwiesen.
Während jedoch von Korotkov lediglich *drei Phasen* der Geräuschphänomene
voneinander unterschieden wurden, differenzierten 1911 Goodman und
Howell (12) *fünf Phasen* der "Korotkov-Geräusche", wie sie auch heute
noch interpretiert werden. Wenn man nach Walter (39) frei übersetzt,
lassen sich die Phasen wie folgt charakterisieren:

Phase   I reiner Ton; das leise beginnende und dann lauter werdende
akustische Phänomen hat Toncharakter und klingt klopfend
("snapping tones")

Phase   II Ton mit Geräusch; zum Ton tritt ein rhytmisches Zischge-
räusch ("murmurs")

Phase III Geräusch überwiegt; der Ton wird leiser, das zischende
Geräusch überwiegt an Lautstärke ("thumping")

Phase IV das Geräusch wird rasch leiser und gedämpft ("muffling"), die
        Lautstärke beträgt etwa 20% des Phase III-Geräusches
Phase V Verschwinden des Geräusches.

Eine beispielhafte Charakteristik des Ablaufes der einzelnen Korotkov-
Phasen während des Ablassens des Manschettendruckes, ist in Abb. 1
(aus 9) wiedergegeben. Darin ist insbesondere auch die praktisch wichtige, in der Phase II der Korotkov-Geräusche unter Umständen auftretende
auskultatorische Lücke ("auscultatory gap") erwähnenswert. Bei unzureichen-
dem initialen Aufblasen der Manschette kann eine Fehldeutung des systolischen Druckes stattfinden, wenn das erste Auftreten erst nach Durch-
laufen der auskultatorischen Lücke angesetzt wird.

3.1 Meßpunkte für systolischen und diastolischen Druck

Die Verschiedenartigkeit der Korotov'schen Geräuschphasen während der
Blutdruckmessung zog die Notwendigkeit nach sich, eine *Einigung* hinsichtlich der Interpretation der Geräuschphänomene als systolischer und diastolischer Druck zu erlangen. So wurde 1967 von einem Komitee der
"American Heart Association" (6, 18) sowie 1971 von einer entsprechenden Arbeitsgemeinschaft der Deutschen Gesellschaft für Kreislaufforr-
schung (8) eine Einigung dahingehend getroffen, daß der systolische
Druck in Phase I und der diastolische Druck in Phase IV der Korotkov-

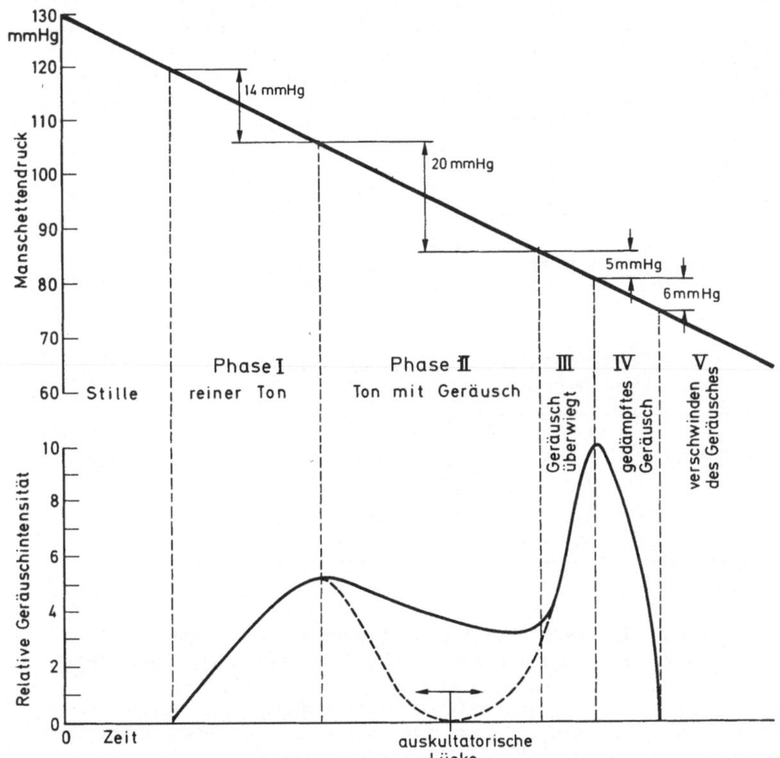

Abb. 1. Charakteristischer Ablauf von Manschettendruckverhältnissen (obere Hälfte
der Abb.) und relativer Intensität der Korotkov-Geräusche mit Angabe der evtl. auskultatorischen Lücke bei einer indirekten Blutdruckmessung (9)

Geräusche anzusetzen sei. Dabei wird - wie zahlreiche direkte intraarterielle Vergleichsmessungen zeigten (1, 4, 34, 36, 38) - der systolische Druck im Mittel auskultatorisch 3 mmHg zu niedrig, der diastolische Druck 8 mmHg zu hoch bestimmt. Die Registrierung des diastolischen Druckes in Phase V der Korotkov-Geräusche ergibt zwar im statistischen Mittel eine nahezu vollständige Übereinstimmung mit dem "wahren", intraarteriell direkt gemessenen diastolischen Wert, die Variabilität der Phase V-Werte ist aber erheblich; nicht selten lassen sich bei speziellen Kreislaufsituationen und bei Patienten mit sklerotischem Gefäßsystem die Korotkov-Geräusche bis O mmHg herunter auskultieren. Die Angabe beider Werte (Phase IV und Phase V für den diastolischen Druck) - z.B. in Form einer Blutdruckregistrierung von 140/80/70 mmHg - hat sich praktisch nicht bewährt.

3.2 Manschettengröße

Wie bereits einleitend ausgeführt, war eine der ersten Änderungen im technischen Arsenal zur indirekten Blutdruckmessung die Erweiterung der von Riva-Rocci verwendeten 5 cm breiten Manschette auf die 10-12 cm breite Manschette von v. Recklinghausen. Auch in späteren Jahren wurde die Manschettengröße insbesondere in Abhängigkeit vom Umfang der "Meß-Extremität" vielfach diskutiert. Aufgrund spezieller Messungen wurde 1941 von Ragan und Bordley (30) die Anwendung von Korrekturtabellen empfohlen, durch die eine Verbesserung der Meßgenauigkeit erreichbar wäre. Dieser Eindruck wurde in späteren systematischen Untersuchungen (14) vorerst bestätigt, dann aber stellte sich heraus, daß im Einzelfall mit derartigen Korrekturzahlen keine sichere Verbesserung des Meßergebnisses zu erreichen ist. Von der Deutschen Gesellschaft für Kreislaufforschung wurde in o.g. Empfehlung (9) in der *Erwachsenenmedizin* die Anwendung *zwei* verschieden breiter *Manschetten* gefordert: Bei einem Umfang der "Meßextremität" unter 40 cm sollte die 12-14 cm breite Manschette, bei Umfängen über 40 cm die 16-20 cm breite Manschette Anwendung finden (Tabelle 1). Nach der Empfehlung der "American Heart Association" (6, 18) ist mit einer hinreichenden Meßgenauigkeit dann zu rechnen, wenn die Breite der Manschette mindestens 20% mehr als der Durchmesser der Meßstelle beträgt. Die Länge des aufblasbaren Gummiteils in der Manschette soll mindestens 50% des Umfanges der "Meßextremität" entsprechen. Im Bereich der *Pädiatrie* sind abhängig vom Um-

<u>Tabelle 1.</u> Dimensionen der in der Erwachsenenmedizin erforderlichen zwei Manschettengrößen zur indirekten Blutdruckmessung

Umfang der Extremität:	bis 40	über 40 cm
Breite	12 - 14	16 - 20 cm
Länge		
Gummiblase	28 - 30	36 - 40 cm
Stoffteil	ca. 50	ca. 70 cm

fang der Meßstellen gewöhnlich zwei kleinere Manschettengrößen 8 bzw. 5 cm breite ausreichend (28, 35, 40), sofern nicht - wie z.B. bei Neugeborenen - speziellere Verfahren angewandt werden (2, 11, 13).

    Aufgrund eingehender Untersuchungen mit einem *hydro-mechanischen Analogon* wurden in jüngster Zeit Vorstellungen entwickelt (7), daß eine exakte indirekte Messung nur dann gewährleistet sei, wenn

a) eine gänzlich umschließende aufblasbare Kammer und
b) eine variable Manschettenbreite mit einem Minimalverhältnis von
   Breite : Länge von 1:3

zur Anwendung käme. Der Quotient aus Manschettenbreite und Durchmesser
der Meßstelle sollte nach diesen Autoren mindestens 1,2, besser 1,5
oder 2,0 betragen. Zur praktischen Realisierung dieser Vorstellungen
wird die Verwendung von Einmal-Kunststoffmanschetten aller gewünschten
Längen und Breiten empfohlen (Polyolefin-Folien), ein aus der Sicht
der täglichen ärztlichen Praxis vermutlich illusorischer Vorschlag.
Auch ist bei exakter Durchführung der indirekten Blutdruckmessung mit
den zwei vorgenannten Standardgrößen (Tabelle 1) eine für praktische
Belange hinreichende Meßgenauigkeit anzunehmen; die vorgeschlagene
"idealisierte" Meßmanschette wies bei direkten intraarteriellen Kontrollmessungen auch noch eine Fehlerbreite von +/- 3 mmHg auf (7).

3.3 Identifikation der Geräuschphänomene

Eine weitere Kritik jüngeren Datums richtete sich gegen die richtige
Identifikation der Korotkov-Geräusche. Danach sind an deren Entstehung
wesentlich:

a) ein Preßstrahlgeräusch (bei Unterschreiten des systolischen Druckes),
b) eine Turbulenzströmung und
c) die nach Frequenzanalysen als maßgebliche Komponente erkannten Wand-
   bewegungen (bei einem stark individuell unterschiedlichen Frequenz-
   spektrum zwischen 20 und 200 Hz).

Auskultatorisch und auch unter Verwendung von Kristallmikrophonen können Geräuschphänomene unter extremen Frequenz- und Amplitudenbedingun-
gen (z.B. bei Neugeborenen, extrem Übergewichtigen, im Kreislaufschock
oder unter Arbeitsbelastung) nicht sicher erfaßt werden. Daher wurde
das im folgenden Kapitel beschriebene Verfahren vorgeschlagen (9, 15,
16).

3.4 Ultraschalldoppler-Verfahren (USD)

Das Prinzip dieses Meßverfahrens ist in Abbildung 2 (aus 9) wiedergegeben. Als systolischer Druck wird der Beginn der Arterienwandbewegungen bei Unterschreiten des systolischen Manschettendruckes registriert,
der diastolische Druck ist mit dem Ende der Arterienwandbewegungen bei
weiterem Rückgang des Manschettendruckes während des Ablassens anzusetzen. Ein wesentlicher Vorteil des Verfahrens ist die Unabhängigkeit
vom Umgebungslärm, als wichtigster Nachteil sind Beeinflussungen durch
Bewegungsartefakte zu nennen.
   Jüngste umfangreiche Vergleichsmessungen (1) unter Verwendung des
Gerätes "Arteriosonde" ergaben im Mittel systolisch/diastolisch folgende Druckabweichungen (Vergleich USD zu direkter intraarterieller
Messung am kontralateralen Arm): Beim ruhenden Probanden im Liegen
+ 4,2/+ 3,9 mmHg, unter sitzender fahrradergometrischer Belastung
+ 8,4/- 9,4 mmHg. Ein Vergleich mit intraarterieller Messung am selben
Arm erbrachte im Mittel wesentlich andere Blutdruckdifferenzen: Beim
ruhenden Probanden - 5,6/+ 5,8 mmHg (systolisch/diastolisch), unter
fahrradergometrischer Belastung im Mittel - 1,7/+ 2,1 mmHg.
   In der zusammenfassenden Beurteilung der Wertigkeit des neuen Verfahrens wurde von den Autoren angeführt (1): "Das automatische Ultraschalldoppler-Prinzip ist bei ruhenden Patienten eine nützliche, aber
technisch aufwendige und kostspielige Alternative zur Standardmethode.
Bei Patienten unter körperlicher Belastung ist es weniger geeignet".
Auch in einer Untersuchung (24, 25) über die Zuverlässigkeit verschiedener indirekter Blutdruck-Meßmethoden zur Durchführung groß angeleg-
ter Screening-Methoden im Rahmen des "Hypertension Detection and Follow-up Program" wurde das herkömmliche Verfahren der Ultraschalldopp-
ler-Messung vorgezogen.

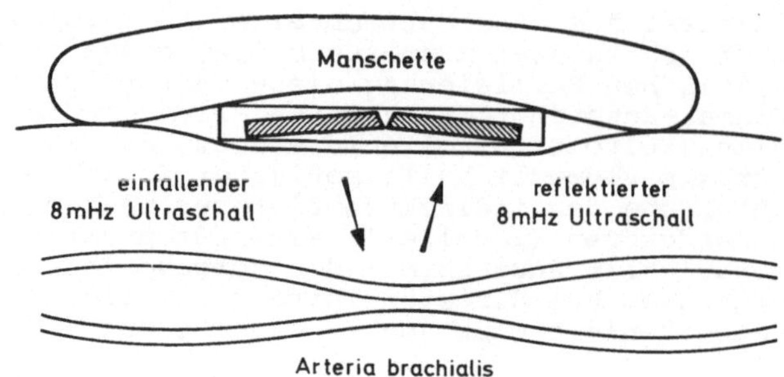

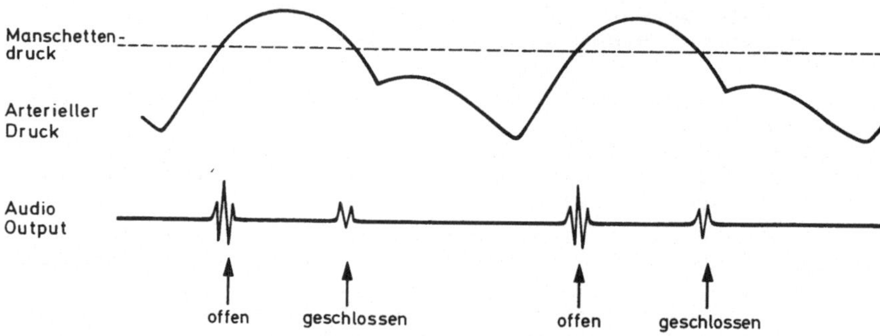

Abb. 2. Schematische Darstellung der Registrierung der Arterienwandbewegungen im Rahmen einer indirekten Blutdruckmessung mit dem Ultraschalldoppler-Verfahren (9)

3.5 Durchführung der indirekten Messung

Da für praktische Belange zur täglichen indirekten Blutdruckmessung mit Manschette und Auskultation der Korotkov-Geräusche apparative Abänderungen nicht zwingend notwendig sind, hängt die Messungsgenauigkeit entscheiden von der *korrekten Durchführung* der Messung ab. Dazu sind folgende Punkte zu beachten:

a) Der Patientn sollte zur Messung eine bequeme Haltung einnehmen, wobei die Ellenbeuge gleichermaßen im Liegen, Sitzen oder Stehen etwa in Herzhöhe gehalten werden sollte. Praxisnah ist die Messung nach 2-3 Minuten durchzuführen ("Gelegenheitsblutdruck").

b) Auf ein korrektes straffes, jedoch nicht abschnürendes Anlegen der luftleeren Manschette mit dem unteren Rand etwa 2 1/2 Querfinger oberhalb der Ellenbeuge ist zu achten.

c) Der Manschettendruck soll rasch auf einen Wert gebracht werden, der etwa 30 mmHg oberhalb des systolischen Druckes des Patienten liegt, wobei die Palpation des Radialispulses zur Verhinderung eines Meßfehlers durch die auskultatorische Lücke bewährt hat.

d) Das Ablassen des Manschettendruckes sollte lediglich um 2-3 mmHg pro Sekunde erfolgen, da bei rascherem Ablassen mit einer Unterschätzung des systolischen und Überschätzung des diastolischen Druckes zu rechnen ist.

e) Das erste Auftreten der Korotkov-Geräusche (Phase I) - eine exakte Lage des Stethoskopes über dem Palpationsmaximum der Arteria brachialis eben oberhalb der Ellenbeuge vorausgesetzt - wird als systolischer Druck interpretiert.

f) Der diastolische Druck ist zum Zeitpunkt des Auftretens einer deutlichen "Dämpfung" der Korotkov-Geräusche (Phase IV) anzusetzen.

g) Eine Wiederholung der Messung soll aus hämodynamischen Gründen
frühestens nach 1 min. erfolgen.

Die für die Standard-Methode zur Verfügung stehenden Quecksilber- und
Aneroidmanometer sind - regelmäßig durchgeführte durch das Eichgesetz
vorgeschriebene Eichungen vorausgesetzt - gleichermaßen hinreichend
in der Meßgenauigkeit. Die Quecksilbermanometer sind in der Regel weniger störanfällig, doch bestehen Gefahren des Quecksilberverlustes
durch Umkippen des Gerätes. Die Aneroidmanometer sind meistens handli-
cher, es besteht allerdings die Gefahr der O-Punkt-Verschiebung, wo-
rauf vor Beginn jeder Messung geachtet werden sollte.

4. Allgemeine Bemerkungen

Abgesehen von den vorgenannten Punkten der korrekten technischen Durchführung der direkten und insbesondere indirekten Messung des arteriellen Druckes des Menschen sind für die Routinemessung bei Blutdruckgesunden und vor allem Hochdruckkranken aber noch weitere Punkte allge-
meiner Natur zu beachten.

4.1 Gelegenheitsblutdruck

Während man früher davon ausging, daß ein Blutdruckwert nach längerer
körperlicher Ruhepause ein gut reproduzierbares und damit repräsenta-
tives Maß für das Blutdruckverhalten des einzelnen Patienten darstellt,
haben neuere Untersuchungen (21) gezeigt, daß ein nach 2-3 min. im
Sitzen oder Liegen gemessener Blutdruckwert ein sehr günstiges Mittelmaß aller alltäglich vorkommenden Druckwerte darstellt. In Abb. 3 sind
die prozentualen Abweichungen einzelner alltäglicher Blutdruckwerte
von dem als 100% gesetzten Gelegenheitsblutdruck ("casual BP") angegeben. Es zeigt sich, daß dieser im Sitzen nach 2-3 min gemessene Gelegenheitsblutdruck sowohl systolisch wie diastolisch ein fast ideales
Maß aller unter alltäglichen Bedingungen registrierten Werte darstellt
(Ergebnisse aus Untersuchungen mit intraarteriellen Langzeitmessungen
und telemetrischer Überwachung der Daten vom frei-sich-bewegenden Probanden).

4.2 Blutdruckvariabilität

Allgemein gesprochen ist die Blutdruckvariabilität abhängig von

a) der Körperhaltung (liegend, sitzend, stehend),
b) emotionellen Faktoren,
c) körperlicher Belastung und
d) tageszeitlichen Einflüssen.

Im Vergleich zum Ruheblutdruck am liegenden Probanden kommt es in *aktiver Orthostase* bei Blutdruckgesunden zu keiner Änderung des systolischen
Druckes, während der diastolische Druck im Mittel um 8 mmHg ansteigt.
Bei Patienten mit gestörter Kreislauffunktion - wie dies vielfach bei
noch nicht antihypertensiv behandelten Hochdruckkranken der Fall ist -
kann der systolische und diastolische Blutdruck im Stehen gegenüber
den Meßwerten im Liegen erheblich abfallen (orthostatische Dysregula-
tion). Die *emotionell bedingten Blutdruckänderungen* (u.a. 32, 37) können, insbesondere bei Hochdruckkranken, beträchtliche Ausmaße erreichen (plus
30-50 mmHg) und damit jenen Blutdrucksteigerungen vergleichbar werden,
wie sie unter *körperlicher Belastung* auftreten. So führt z.B. eine mitt-

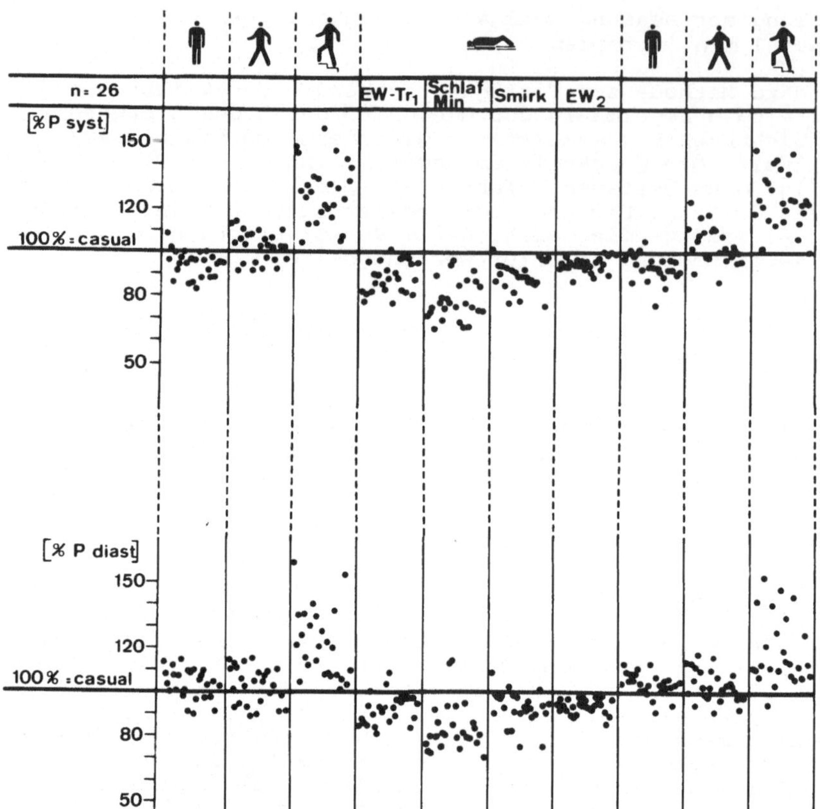

Abb. 3. Prozentuale Abweichung einzelner alltäglicher Blutdruckwerte von dem als 100% gesetzten Gelegenheitsdruck (Mittel aus abendlichem und morgendlichem Wert = "Casual"). 26 Patienten mit essentieller arterieller Hypertonie während einer ca. 14-stündigen kontinuierlichen telemetrischen Messung. Der Gelegenheitsblutdruck stellt systolisch wie diastolisch ein fast ideales Mittelmaß aller unter alltäglichen Bedingungen registrierter Werte dar (21)

lere Belastung von 1 Watt/kg Körpergewicht schon bei Blutdruckgesunden zu einem Anstieg des Druckes um ca. 40/15 mmHg (systolisch) (23). Die *tageszeitliche Variabilität* des Blutdruckes - wie sie bei Patienten mit essentieller Hypertonie beschrieben worden ist (u.a. 5) - weist ein Maximum in den Abendstunden zwischen etwa 17,00 und 20,00 h auf, danach fällt der Blutdruck relativ rasch bis zum Minimum zwischen etwa 23,00 und 2,00 h ab um ein weiteres allerdings kleineres Maximum in den Morgenstunden zwischen 7,00 und 10,00 h zu erreichen. Die folgende Mittagssenke zwischen etwa 12,00 und 15,00 h erreicht bei weitem nicht den Abfall des Blutdruckes während der Nacht.

Ein einmalig gemessener Blutdruck kann demnach lediglich als *Momentaufnahme* aus der Vielzahl alltäglich vorkommender Werte betrachtet werden; für eine Beurteilung des individuellen Blutdruckverhaltens sind Mehrfachmessungen und die Registrierung der entsprechenden Umstände unumgänglich.

4.3 Seitendifferenz

Neben der Variabilität im zeitlichen Ablauf sind auch bei gleichzeitigen Messungen an verschiedenen Meßstellen spontane Seitendifferenzen denkbar. Nach älteren Untersuchungen (17, 19) sind derartige Seitendifferenzen bis zu 20 mmHg systolisch und 15 mmHg diastolisch tolerabel. Nach systematischen Untersuchungen der Differenzen zwischen linkem und rechten Oberarm folgen die Häufigkeiten einer Gauss'schen Verteilung von systolisch - 15 bis + 15 mmHg und diastolisch - 6 bis + 6 mmHg (17). Eine Bevorzugung eines Armes für die Blutdruckmessung ist somit in der Regel nicht erforderlich, Kontrollmessungen sollten jedoch immer am gleichen Arm (mit den höheren Werten) vorgenommen werden.

4.4 Blutdruckselbstmessung

Um den Bedingungen im Alltag gerecht zu werden, hat sich die bereits vor über 40 Jahren eingeführte Blutdruckselbstmessung durch den Patienten bewährt (u.a. 22): Die Methode stellt keine höheren geistigen Anforderungen, als sie z.B. zum Führen eines Kraftfahrzeuges erforderlich sind. Typisch hypochondrisch veranlagte Patienten sind freilich von der Selbstmessung auszuschließen. Der Vorteil der Blutdruckselbstmessung liegt darin, daß dadurch die

a) Erstellung eines alltagsnahen Blutdruckprofils,
b) Beurteilung therapeutischer Maßnahmen und
c) Kooperationsbereitschaft des Patienten

ermöglicht bzw. erleichtert wird. Dabei darf nicht außer acht gelassen werden, daß die Blutdruckselbstmeßwerte in der Regel systolisch etwa 20 und diastolisch etwa 10 mmHg über den in der ärztlichen Praxis registrierten Blutdruck liegen (22). Der Patient sollte angehalten werden, die Blutdruckwerte regelmäßig, z.B. 2 x tgl. zu Zeitpunkten relativ hoher Tageswerte wie morgens und abends, in bequemer sitzender und evtl. auch stehender Haltung zu registrieren und in einem Protokollheft kurvenmäßig festzuhalten. Im Rahmen der längerfristigen Vorstellungen in der ärztlichen Sprechstunde läßt sich dann aus der Vielzahl dieser Meßwerte eine weitgehend optimale Führung des hochdruckkranken Patienten bewerkstelligen.

4.5 Neue Meßeinheit

Gemäß der Ausführungsverordnung zum Gesetz über Einheiten im Meßwesen (vom 26.6.1970) ist die Einführung der neuen sogenannten *SI-Einheiten* auch in der Medizin verbindlich geworden. Nach § 2a heißt die neue Einheit für Druck (mechanische Spannung) *Pascal* (abgekürzt: Pa), wobei "1 Pascal gleich dem auf eine Fläche gleichmäßig wirkenden Druck ist, bei dem senkrecht auf die Fläche 1 m^2 die Kraft 1 N ausgeübt wird". Die Kraft 1 N (= Newton) ist definiert durch die Beschleunigung eines Körpers der Masse 1kg um 1 m/sec^2. Zur *Umrechnung* mit der in der Medizin bisher verwendeten Größe mmHg bzw. Torr ist folgende Formel notwendig:

    (mmHg) · 0,133 = (kPa)
    bzw. umgekehrt:
    (kPa) · 7,501 = (mmHg)

Daraus läßt sich ableiten, daß für die Blutdruckmessung beim Menschen Größenangaben zwischen etwa 6 und 40 kPa (= Kilo-Pascal) zur Anwendung kommen werden. Als besonderer Name für den zehnten Teil des Mega-Pascal (MPa) ist das Bar beibehalten worden, ein Bar ist somit gleich 100 kPa,

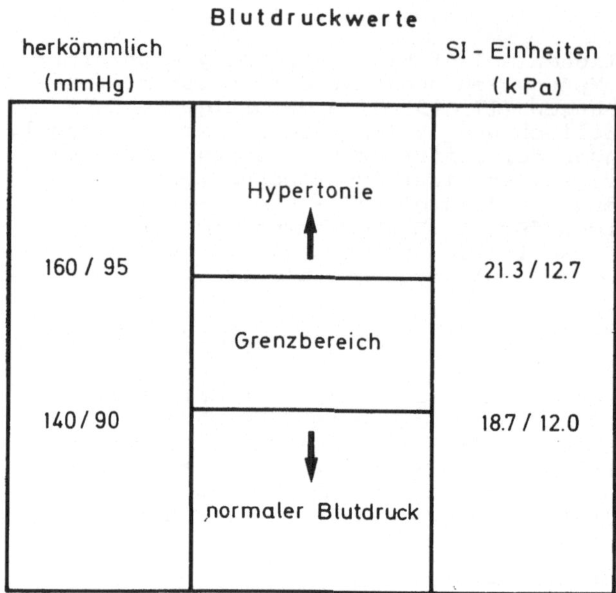

Abb. 4. Halbschematische Gegenüberstellung der Blutdruckgrenzwerte zwischen Normotonie, Grenzbereich und Hypertonie in herkömmlichen (mmHg) und den neuen SI-Einheiten (kPa)

bzw. 1 mbar entsprechend 0,1 kPa. Einen Vergleich der alten und neuen Maßeinheiten betreffend die von der WHO angegebenen Blutdruckgrenzwerte gibt die Abb. 4 wieder.

Die Problematik einer derartigen Umstellung ist äußerst vielgestaltig und geht aufgrund historischer und anwendungstechnischer Gegebenheiten weit über das hinaus, was durch die Umstellung einiger Laborwerte veranlaßt wurde. Im Gegensatz zu den meisten Laborwerten ist nämlich die Kenntnis über die Höhe des Blutdruckes in der Allgemeinbevölkerung weit verbreitet, freilich in der bisherigen Meßgröße mmHg. Dies ist sowohl bei Bemühungen um die Reduktion der hohen Dunkelziffer unerkannter Hochdruckkranker von Vorteil, als auch bei der Verständigung über Blutdruckselbstmeßwerte. Neben der sehr eingreifenden und kostspieligen Maßnahme des Einbaus neuer Skalen mit kPa-Einteilung in vorhandene Geräte, besteht - zumindest in der Übergangszeit - die Gefahr, daß durch Fehleinschätzung der neuen Meßwerte unzureichende oder überschießende therapeutische Konsequenzen gezogen werden. Wenn auch die Entwicklung zur internationalen Standardisierung der neuen Meßeinheiten keineswegs aufgehalten werden soll, bleibt zu fragen, ob nicht bei der Blutdruckmessung am bisherigen Maßsystem festgehalten werden kann, zumal kaum einmal unmittelbare (rechnerische) Beziehungen zwischen einem (nicht in SI-Einheiten angegebenen) Blutdruckwert und anderen in SI-Einheiten angegebenen Untersuchungsbefunden angestellt werden dürften.

5. Zusammenfassung

Die Messung des arteriellen Druckes ist sowohl intraarteriell, direkt als auch extern indirekt möglich. Die technisch aufwendige Direktmessung liefert bei physikalischer Integrität des gesamten Druckübertragungssystems und Beachtung günstiger Konstellationen für Eigenfrequenz und Dämpfungsgrad absolut zuverlässige Meßwerte. Angewandt werden heute überwiegend mechano-elektrische Druckwandler.

Das Prinzip der seit 70 Jahren bekannten indirekten Blutdruckmessung nach Riva-Rocci - von Recklingshausen-Korotkov mit Staumanschette und Auskultation der Geräuschphänomene wird unverändert als Standardmethode angewandt. Bei Gegenüberstellung zu simultan gemessenen intraarteriellen Werten ist von einem systematischen Fehler von im Mittel systolisch minus 3 und diastolisch plus 8 mmHg auszugehen. Bei der Durchführung der für praktische Belange voll ausreichenden Standardmethode sind folgende Punkte zu beachten:

a) Verwendung von Quecksilber- oder Aneroidmanometern,
b) adäquate Dimensionen der Meßmanschette,
c) korrekte Applikation der Apparatur am Patienten,
d) regelrechtes Aufblasen und Ablassen des Manschettendruckes,
e) Auskultation des systolischen Druckes in Phase I, des diastolischen Druckes in Phase IV der Korotkov-Geräusche.

Das neuentwickelte Ultraschalldoppler-Prinzip hat für die Ruheblutdruckmessung keinen entscheidenden Zugewinn der Meßgenauigkeit gebracht. Unter Belastung sind alle indirekten Meßverfahren unzuverlässig.

Bei der Interpretation der Meßwerte ist der Blutdruckvariabilität Rechnung zu tragen. Die regelmäßige Blutdruckselbstmessung durch den Patienten hat sich in der therapeutischen Führung Hochdruckkranker sehr bewährt. Ob sich die Anwendung der neuen Blutdruckmeßeinheit "Kilopascal" - entsprechend dem Gesetz über Einheiten im Meßwesen - gegenüber den bisherigen Angaben in mmHg durchsetzen wird, bleibt abzuwarten.

Literatur

1. Anlauf, M., Heinemann, S.: Vergleich der intraarteriellen mit der indirekten Blutdruckmessung nach der Korotkov-Methode und dem Ultraschalldopplerprinzip. Klin. Wochenschr. 57, (1979), im Druck
2. Ashworth, A.M., Neligan, G.A., Rogers, J.E.: Sphygmanometer for the nweborn. Lancet 1959/I, 801
3. Basch, S. von: Über die Messung des Blutdrucks beim Menschen. Z. Klin. Med. 2, 1 (1881)
4. Berliner, K., Fujiy, H., Holee, D., Yildiz, M., Garnier, B.: The accuracy of blood pressure determinations. A comparison of direct and indirect measurements. Cardiologia 37, 118 (1960)
5. Bock, K.D., Kreuzenbeck, W.: Spontaneous blood pressure variations in hypertension, the effect of antihypertensive therapy and correlations with the incidence of complications. In: Antihypertensive therapy, principles and practice, an international symposium. Gross, F. (ed.), p. 225. Berlin, Heidelberg, New York: Springer 1966
6. Burton, A.C.: Editorial. The criterion for diastolic pressure-revolution and counterrevolution. Circulation 36, 805 (1967)
7. Cohen, M.L., Steinfeld, L., Alexander, H.: Fortschritte in der Sphygmomanometrie. Münch. Med. Wochenschr. 119, 967 (1977)
8. Editorial: Merkblatt: Empfehlungen zur indirekten Messung des Blutdruckes beim Menschen - herausgegeben von einer Kommission der Deutschen Gesellschaft für Kreislaufforschung. Z. Kreisl.Forsch. 60, Heft 6 (1971)
9. Geddes, L.A.: The direct and indirect measurement of blood pressure. Chicago: Year Book Medical 1970
10. Gillmann, H., Bernauer, U., Pankow, H.: Über die Fehlerbreite indirekter Blutdruckbestimmungen. Lebensversicherungsmedizin 20, 111 (1968)

11. Goldring, D., Wohltmann, H.: Flush method for blood pressure determinations in newborn infants. J. Pediatr. **40**, 285 (1952)
12. Goodman, E.H., Howell, A.A.: Further clinical studies in the auscultatory method of determining blood pressure. Am. J. Med. Sci. **142**, 334 (1911)
13. Gundersen, J., Dahlin, K.: Measurement of systolic blood pressure in fingers of newborn infants. Acta Paediatr. Scand. **64**, 741 (1975)
14. Hill,L., Barnard, H.: A simple and accurate form of sphygmometer or arterial pressure gauge contrived for clinical use. Br. Med. J. **1897/II**, 904
15. Hochberg, H.M., Salomon, H.: Accuracy of a automated ultrasound blood pressure monitor. Curr. Ther. Res. **13**, 129 (1971)
16. Kemmerer, W.R., Ware, R.W., Stegall, H.F., Morgan, J.L., Kirby, R.: Blood pressure measurement by doppler ultrasonic detection of arterial wall motion. Durg. Gynecol. Obstet. **131**, 1141 (1970)
17. Kenner, Th., Gauer, D.H.: Untersuchungen zur Theorie der auskultatorischen Blutdruckmessung. Pflügers Arch. **275**, 23 (1962)
18. Kirkendall, W.M., Burton, A.C., Epstein, F.H., Freis, E.D.: Recommendations for human blood pressure determination by sphygmanometers. Report of a Subcommittee of the Postgraduate Education Committee, American Heart Association. Circulation **36**, 980 (1967)
19. Kohn, R., Benyo, D.: Blutdruckseitendifferenz an den oberen Extremitäten. Schweiz. Med. Wochenschr. **91**, 1001 (1961)
20. Korotkov, N.S.: K voprosu o metodakh issledonaniya krovianogo davleniya. Izv. Voen.-med. Akad. **11**, 365 (1905)
21. Krönig, B.: Blutdruckvariabilität bei Hochdruckkranken. Ergebnisse telemetrischer Langzeitmessungen. Heidelberg: Hüthig 1976
22. Krönig, B., Jahnecke, J.: Die Selbstmessung des Blutdrucks durch den Hochdruckkranken. Therapiewoche **23**, 998 (1973)
23. Krönig, B., Dufey, K., Meuter, K., Wolff, H.P., Knappen F.: Ausmaß des Belastungsblutdruckes bei 40- bis 50-jährigen Blutdruckgesunden, unbehandelten und behandelten Hochdruckkranken. Verh. Dtsch. Ges. Inn. Med. **82**, 1278 (1976)
24. Labarthe, D.R.: New instruments for measuring blood pressure. Drug. **11** (Suppl. 1), 48 (1976)
25. Labarthe, D.R., Hawkins, C.M., Remington, R.D.: Evaluation of performance of selected device for measuring blood pressure. Am. J. Cardiol. **32**, 25 (1973)
26. Lambert, E.H., Wood, E.H.: The use of a resistance wire strain gauge manometer to measure intraarterial pressure. Proc. Soc. Exp. Biol. Med. **64**, 186 (1947)
27. Ludwig, C.: Beiträge zur Konntnis des Einflusse der Respirationsbewegungen auf den Blutlauf im Aortensystem. Müller's Arch. Anat. **15**, 240 (1847)
28. Moos, A.J., Adams, F.H.: Index of indirect estimation of diastolic blood pressure - muffling versus complete cessation of vascular sounds. Am. J. Dis. Child. **106**, 364 (1963)
29. Poiseuille, J.L.M.: Recherches sur la force du coeur aortique. Extraits des theses soutennues dans les trois facultes de medecine de france. Arch. Gen. Med. **18**, 550 (1828)
30. Ragan, C., Bordley, J.: The accuracy of clinical measurements of arterial blood pressure, with a note on the auscultatory gap. Bull. John Hopk. Hosp. **69**, 504 (1941)
31. Recklinghausen, H., von: Über Blutdruckmessung beim Menschen. Arch. Exp. Path. Pharm. **46**, 78 (1901)
32. Richardson, D.W., Honour, A.J., Fenton, G.W., Stott, F.H., Pickering, G.W.: Variation in arterial pressure troughout the day and night. Clin. Sci. **26**, 445 (1964)
33. Riva-Rocci, S.: Un nuova sfigmomanometro. Gazz. Med. Torino **47**, 981 (1896)
34. Roberts, L.N., Smiley, I.R., Manning, G.W.: A comparison of direct and indirect blood pressure determinations. Circulation **8**, 232 (1953)
35. Robinow, M., Hamilton, W.F., Woobury, R.A., Valpitto, P.P.: Accuracy of clinical determination of blood pressure in children. Am. J. Dis. Child. **58**, 102 (1939)
36. Steele, J.M.: Comparison of simultaneous (auscultatory) and direct intra-arterial measurements of arterial pressure in man. J. Mt. Sinai Hosp. **8**, 1042 (1941/42)
37. Uexküll, T. von, Wick, E.: Die Situationshypertonie. Arch. Kreisl. Forsch. 39, 236 (1962)

38. Ulrych, M., Burianowa, B., Hornych, A., Mydlik, M., Dousa, T., Hejl, Z.: Comparison of direct and indirect methods of measurement of arterial blood pressure in man. Cor Vasa 8, 77 (1966)
39. Walter, H.: Volkskrankheit Hypertonie. Mediz. Inform. Berlin: Bosch 1976
40. Woodbury, R.A., Robinow, M., Hamilton, W.F.: Blood pressure studies on infants. Am. J. Physiol. 122, 472 (1938)

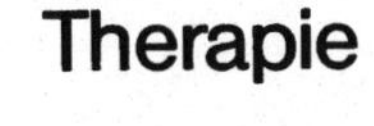

Therapie

Chirurgische Möglichkeiten der Hochdruckbehandlung

R. Häring, A. Hirner und Th. Karavias*

1. Einleitung

Je nach der Ätiologie der Hypertonie vermag heute auch die Chirurgie
ihren Beitrag zur Therapie der Hochdruckkrankheit zu leisten: In Tabelle 1 sind die Hochdruckformen zusammengestellt, die klassische Indikationen für eine chirurgische Therapie abgeben. Es handel sich um
die *endokrine*, die *kardiovaskuläre* und mit Einschränkung auch die *renale Hypertonie*. Die chirurgischen Maßnahmen werden immer dann am wirkungs-
vollsten sein, wenn zwischen Hochdruck und der angegangenen Organver-
änderung ein gesicherter kausaler Zusammenhang besteht, wie z.B. bei
den endokrinen und kardiovaskulären Hochdruckformen. Diese werden in
diesem Beitrag nur kurz erwähnt, die renale insbesondere die renovaskuläre Hypertonie hingegen soll in ihrer ganzen Problematik ausführli-
cher diskutiert werden.

2. Chirurgisch behandelbare Hochdruckformen

2.1 Der endokrin ausgelöste Hochdruck

Die pathogenetischen und pathophysiologischen Zusammenhänge bei den
endokrinen Hypertonien sind heute weitgehend bekannt, sodaß fast aus-
nahmslos eine kausale Therapie möglich ist. Diesen beiden positiven
Aspekten steht allerdings einschränkend gegenüber, daß der endokrine

Tabelle 1. Chirurgisch behandelbare
Hochdruckformen

Hochdruckformen

  I Endokrine Hypertonie
     Phäochromocytom
     Conn-Syndrom
     Cushing-Syndrom

 II Kardiovaskuläre Hypertonie
     Aortenisthmusstenose
     Coarctatio aortae abdominalis

III Renale Hypertonie
     Einseitige Parenchymerkrankung
     Renovaskuläre Hypertonie

*Chirurgische Klinik und Poliklinik im Klinikum Steglitz der Freien Universität
Berlin, Hindenburgdamm 30, 1000 Berlin 45.

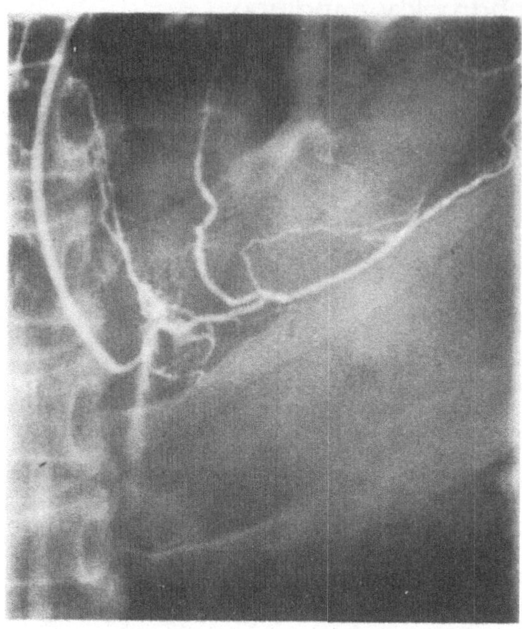

Abb. 1. Venographie der rechten
Nebenniere mit Darstellung eines
Conn-Adenomes (Angiographie:
R. Sörensen)

Hochdruck relativ selten ist und nur in etwa 3% vorkommt. Fast immer
liegen ihm Erkrankungen der Nebenniere zugrunde. Diagnostik, Therapie
und Nachsorge setzen eine enge Zusammenarbeit zwischen den verschiedenen Fachdisziplinen voraus. Für den Chirurgen ist zusätzlich zur
Diagnose die genaue *Seitenlokalisation* von Bedeutung. Hier hat insbesondere die selektive arterio- und venographische Darstellung der Nebennieren einen echten Fortschritt gebracht, ebenso die Szintigraphie und
vielleicht auch die moderne Computer-Tomographie.

Abbildungen 1 und 2 zeigen ein Conn-Adenom in der rechten Nebenniere, durch Venographie und Szintigraphie dargestellt. Allerdings ist
auch bei Auswertung aller klinischen, laborchemischen und radiologi-

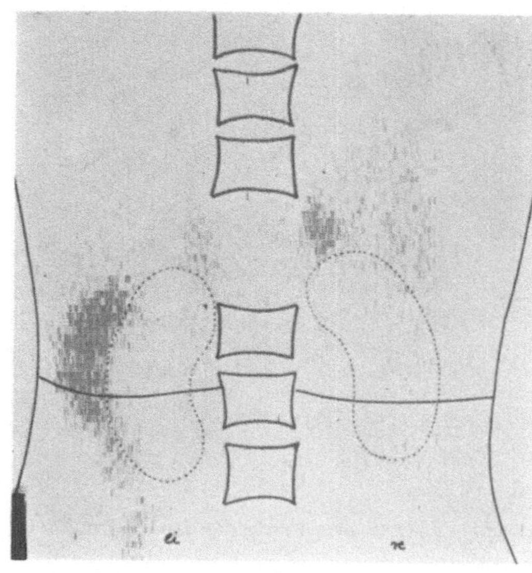

Abb. 2. Szintigraphie beider Nierenarterien mit Darstellung des Conn-
Adenomes rechts (Untersuchung K. Kop-
penhagen)

schen Befunde präoperativ oftmals die Frage, ob es sich im Einzelfall
um ein Adenom oder eine Hyperplasie handelt, nicht zu klären. Daher
kann bisweilen der operative Zugang oder die Ausdehnung der Organent-
fernung nicht vorher festgelegt werden. Aus diesen Gründen bevorzugen
wir grundsätzlich den transabdominalen Zugang. Nie haben wir Nachteile
dieses Vorgehens gesehen.

Nun zu den wichtigsten Krankheitsbildern! Wir selbst haben insgesamt 36 Patienten mit Nebennierentumoren operiert und zwar ohne Todes-
fall. Tabelle 2 zeigt die Verteilung der einzelnen Tumoren in unserem
Krankengut.

Tabelle 2. Endokrine Hypertonie, Krankengut
der Medizinischen Klinik und der Chirurgischen Klinik, Klinikum Steglitz

Kasuistik 1969-1977	n = 36
Phäochromocytom	8
M. Cushing	17
Conn-Syndrom	11

2.1.1 Das Phäochromozytom

Das Phäochromozytom geht immer mit einer Hypertonie einher, die paroxysmal auftreten oder permanent bestehen kann. Vor allem die Blutdruckkrisen, die oft Werte über 300 mmHg verursachen, sind gefährlich.
Wichtig ist, daß Phäochromozytome nicht nur im Nebennierenmark, sondern überall dort entstehen können, wo sympathisches Gewebe angelegt
ist (Abb. 3). Nur 80% der Geschwülste finden sich in den Nebennieren.
Sie kommen doppelseitig oder gar multipel vor. Deshalb ist die sorg-
fältige Exploration der Bauchhöhle unerläßlich. Die Malignitätsrate
liegt bei etwa 5% (Tabelle 3). Die Tumoren sind kugelige, gut abge-

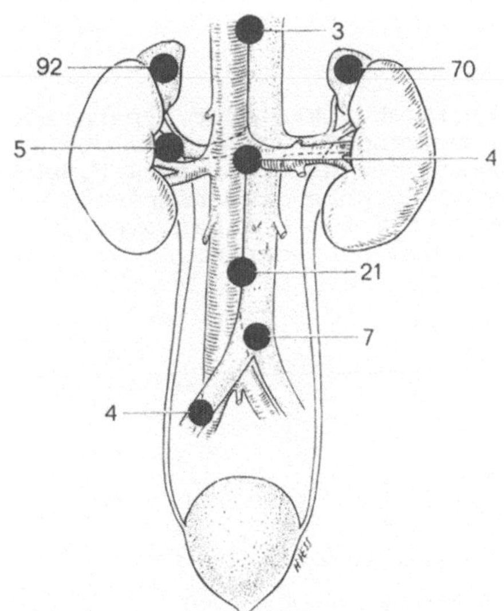

Abb.3. Lokalisation der Nebennierentumoren
bei Phäochromozytom: 206 Fälle (13)

<u>Tabelle 3.</u> Phäochromocytom

Lokalisation:	NN-Mark oder Sympathicus solitäre oder multiple Tumoren
Hormon:	Adrenalin und Nor-Adrenalin
Malignität:	5%
Therapie:	Tumorextirpation
Letalität:	< 20% Herzinsuffizienz Hypotonie nach Exstirpation

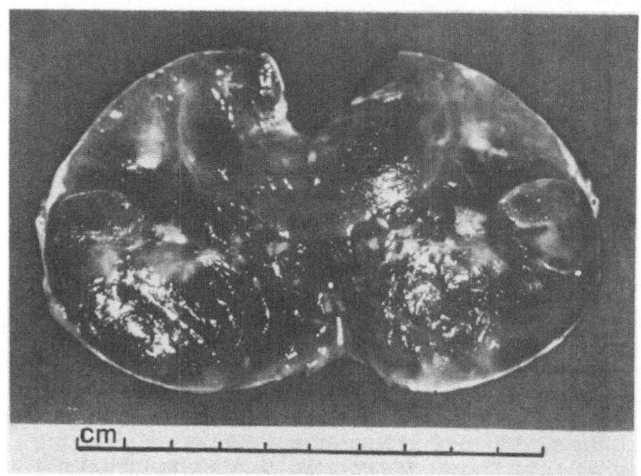

<u>Abb. 4.</u> Aufgeschnittenes
Operationspräparat
eines Phäochromozytoms

grenzte Geschwülste und haben ein Gewicht von durchschnittlich 100–
150g (Abb. 4). Das Phäochromozytom kann nur chirurgisch behandelt werden. Die Letalität, meist durch eine Herzinsuffizienz bedingt, liegt
heute unter 20%.

2.1.2 Das Cushing-Syndrom

Dem Cushing-Syndrom liegen Nebennierenrindengeschwülste oder Hyperplasien mit überwiegender Cortisol-Produktion zugrunde (Tabelle 4). 70%
der Cushing-Syndrome beim Erwachsenen sind durch eine bilaterale Hyperplasie, 15% durch Adenome und der Rest durch ein Nebennierenrinden-
karzinom verursacht. Bei Kindern überwiegen mit 60% die Karzinome. Die
Abb. 5 und 6 zeigen eine knotige Hyperplasie der Nebenniere.

<u>Tabelle 4.</u> M. Cushing

Lokalisation:	NN-Rinde, Adenom (15%) bilaterale Hyperplasie (70%) Karzinom (15%)
Hormon:	Kortisol
Therapie:	Tu-Extirpation, bei Hyperplasie totale Adrenalektomie, da sonst hohe Rez.-Quote (20–40%)
Komplikationen:	Hypertonie, Niereninsuffizienz, Infektionsanfälligkeit

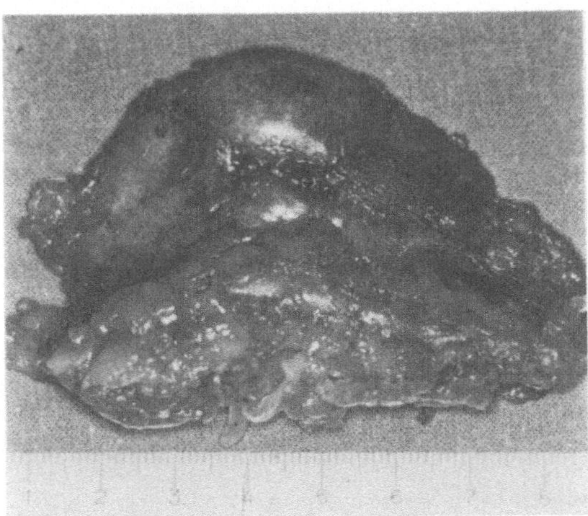

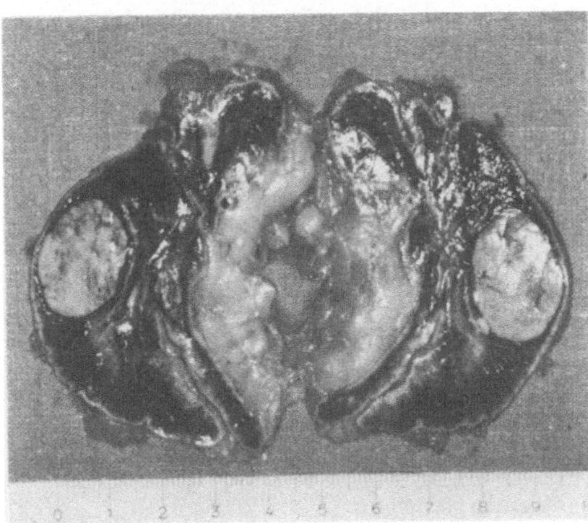

Abb. 5 u. 6. Operationspräparat einer knotigen Hyperplasie der Nebenniere bei Morbus Cushing

Abb. 5.

Abb. 6.

Beim Cushing gibt es keine sichere medikamentöse Therapie. Auch hier steht die Operation an erster Stelle, da sonst Komplikationen seitens der Hypertonie, durch Niereninsuffizienz und infolge einer stärkeren Infektionsanfälligkeit drohen. Beim Adenom bietet die Operation keine besonderen Probleme. Bei der Rindenhyperplasie sieht es schon anders aus. Die subtotale, operative Verkleinerung des Organs bis auf einen Rest von 1/10 wird heute abgelehnt und stattdessen eine Totalexstirpation beider Nebennieren vorgenommen. Dies hat zwei Gründe:

a) Die Hormonsubstitution ist beim nebennierenlosen Menschen exakter durchführbar als beim subtotal resezierten Patienten.
b) Die Rezidivquote ist nach subtotaler Entfernung mit 20-40% hoch.

Entscheidend für den Dauererfolg ist die konsequente Überwachung und Hormonsubstitution.

Tabelle 5. Conn-Syndrom

Lokalisation:	NN-Rinde solitäre o. multiple Adenome diffuse kleinknotige Adenomatosen 2% Karzinome
Hormon:	Aldosteron
Therapie:	Ein- o. doppelseitige Adrenalektomie 70% Heilung
Komplikationen:	Hypertonie Hypokaliämie Adynamie

2.1.3 Das Conn-Syndrom

Beim Conn-Syndrom (Tabelle 5), das stets mit einer Hypertonie einhergeht, handelt es sich um einen primären *Aldosteronismus*. Etwa 2% aller Hypertonien sind durch ein Conn-Syndrom verursacht. In den meisten Fällen sind es gutartige Tumore, in etwa 2% gut differenzierte Karzinome. Die Adenome können multipel und doppelseitig vorkommen (Abb. 7 und 8). Bei den diffusen kleinknotigen Adenomatosen ist die beidseitige totale Adrenalektomie unumstritten. Die Adenome sind oft sehr klein, sodaß sie intraoperativ nicht immer leicht auffindbar sind. Häufig müssen deshalb beide Nebennieren exploriert werden. Die operative Entfernung des Tumors führt in über 70% zur Heilung.

2.2 Die kardiovaskuläre Hypertonie

Die wichtigste kardiovaskuläre Hochdruckform ist Folge der *Aortenisthmusstenose*, die beim Kind präduktal oder beim Erwachsenen postligamentär vorliegen kann. Im Kreislauf der oberen Körperhälfte besteht hierbei ein ausgeprägter Hochdruck, während die kaudale Körperhälfte über Kollateralkreisläufe versorgt wird.
   Die *Indikation* zur Operation ist mit der Diagnosestellung gegeben. Die operative Technik ist weitgehend standardisiert. In einer Übersicht sollen die verschiedenen operativen Möglichkeiten zur Rekonstruktion der Aortenstrombahn dargelegt werden (Tabelle 6). Die *Operations-*

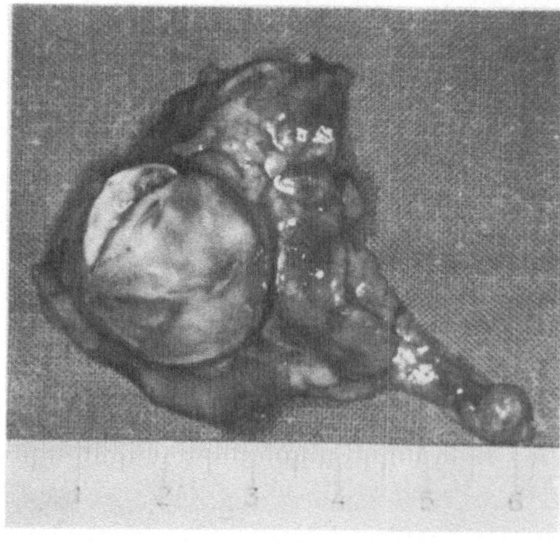

Abb. 7. Isoliertes Adenom in der Nebenniere

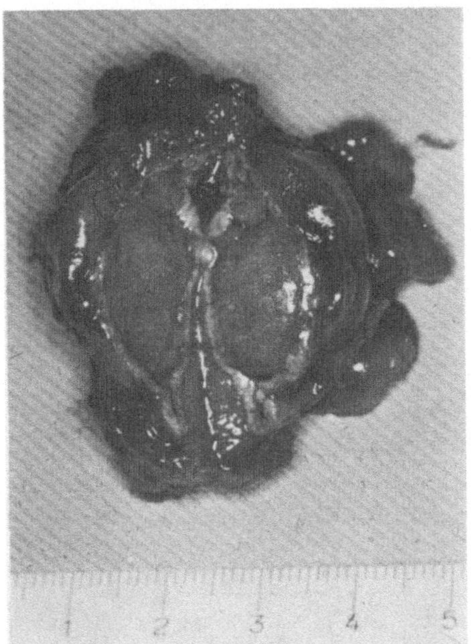

Abb. 8. Multiple Adenome in einer Nebenniere

letalität liegt zwischen dem 8. und 20. Lebensjahr in Grenzen und beträgt nach Literaturangaben 2-8%. Bei Patienten jenseits des 40. Lebensjahres steigt sie beträchtlich an. Besonders hoch, und zwar bei etwa 60%, liegt sie im Säuglingsalter.

Die *Spätergebnisse* nach Rekonstruktion der Aorta sind gut. Nach einer Sammelstatistik von Rumel u. Mitarb. (12, Tabelle 7) kommt es bei 72% der Operierten zu einem völligen Druckausgleich und bei 23% zu einer partiellen Drucksenkung; nur bei 5% tritt keine Besserung ein. Die Rezidivgefahr, meist wachstumsbedingt, liegt bei 10-15%.
Einengungen der *Aorta im abdominalen Abschnitt* kommen relativ selten vor. Je dichter sie an die Abgänge der Nierenarterien heranreichen, umso mehr ähnelt das klinische Bild derjenigen der beidseitigen Nierenar-

Tabelle 6. Operationsverfahren bei der Aortenisthmusstenose

A. **Resektion oder plastische Erweiterung der Struktur**

  1. Resektion der Stenose mit End-zu-End-Anastomose

  2. Resektion und Implantation einer Kunststoffprothese

  3. Direkte und indirekte Isthmusplastik n. Vosschulte

  4. Resektion und End-zu-End-Anastomose zwischen
     A. subclavia sin. und peripherer Aorta

B. **Palliative Shuntoperationen**

  1. Termino-laterale Anastomose zwischen A. subclavia
     und distaler Aorta

  2. Dacron-Bypass zwischen A. subclavia und Aorta

Tabelle 7. Aortenisthmusstenose Operative Ergebnisse

Op-Letalität: 2-8%

Spätergebnisse n. einer Sammelstatistik (n = 1230)
(Rumel et al. 1957)

völliger Druckausgleich 72%

partielle Drucksenkung 23,2%

keine Besserung 4,8%

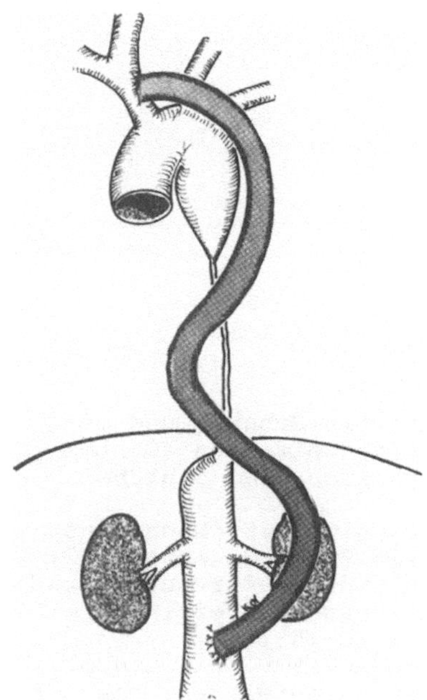

Abb. 9. Schematische Darstellung einer Umgehungs
anastomose bei Coarctatio thoraco abdominalis

terienstenose. Bei einer derartigen *Coarctatio abdominalis* hat sich eine
Umgehungsanastomose zwischen thorakaler und abdominaler Aorta bewährt
(Abb. 9).

2.3 Die renale Hypertonie

Einseitige Nierenparenchymerkrankungen stellen ein besonderes chirur-
gisches Problem dar. Zur Nephrektomie sollte man sich nur zurückhal-
tend entschließen und bedenken, daß nur bei der einseitigen Pyelone-
phritis verhältnismäßig gute Aussichten bestehen. H.B. Smith z.B.
konnte zeigen, daß nach Nephrektomie bei weniger als 30% der Kranken
eine andauernde Normalisierung des Blutdruckes erreicht wird. Solange
das postoperative Blutdruckverhalten durch präoperative Tests nicht
vorausbestimmbar ist, sollte eine Niere nur dann entfernt werden, wenn
ihre Funktion weniger als 15% der gesamten Nierenfunktion ausmacht.

Tabelle 8. Ätiologie der Nierenarterienstenosen (2, 3, 6, 9, 14)

Übersicht	Alle Angaben in %					
	Heberer D 70 n=15535	Vollmar D 71 n=71	Dean USA 74 n=94	van Dongen Holland 75 n=270	Forster USA 75 n=502	Häring D 78 n=44
Arteriosklerose	71	67	65	72	60	75
Fm Hyperplasie	23	23	35	23	35	20
Sonstiges	6	10	.	5	5	5

Sonstiges: Aneurysma, av-Fistel, konnatale Hypoplasie, Kompression, Endangitis obliterans, Embolie, Thrombose

Tabelle 9. Ätiologie der Nierenarterienstenosen (eigenes Krankengut)

	n = 44
Arteriosklerose	75%
Fibromuskuläre Hyperplasie	20%
Nervenkompression	5%

2.3.1 Der renovaskuläre Hochdruck

Der *renovaskuläre Hochdruck*, dessen Häufigkeit mit 5% aller Hypertoniker angegeben wird, hat in den letzten Jahren besonderes Interesse gefunden. Es handelt sich hierbei um eine Hochdruckform, die durch Beeinträchtigung der Nierendurchblutung aufgrund einer Stenose der A. renalis entsteht. Die Vorstellungen über ihre Pathogenese basieren auf den experimentellen Grundlagen des Goldblatt'schen Drosselungshochdruckes. Auf pathogenetische Details, insbesondere auf den Renin-Angiotensin-Mechanismus kann in diesem Rahmen nicht näher eingegangen werden.

Für die Strombahnblockade der Nierenarterien mit sekundärer Hypertonie gibt es eine Reihe von Ursachen:

Am häufigsten sind - wie die Literaturübersicht zeigt - (Tabelle 8) die *Arteriosklerose* und die *fibromuskuläre Hyperplasie*. Diese Häufigkeitsskala entspricht auch der Verteilung in unserem eigenen Krankengut (Tabelle 9). Die arteriosklerotischen Stenosen sitzen meist als sogenannte Abgangsstenose im proximalen Drittel der Nierenarterie, wie auf dem abgebildeten Angiogramm zu sehen ist (Abb. 10). Die Patienten sind meist älter als 40 Jahre. Die fibromuskuläre Hyperplasie zeigt sich als segmentartige Gefäßverengung vorzugsweise im mittleren bis distalen Drittel der Nierenstammarterie lokalisiert (Abb. 11). Nicht selten greift sie auch auf die peripheren Segmentäste über. Es handelt sich bei ihr um eine Vermehrung muskulärer und fibröser Wandelemente der Intima und Media mit Zerstörung der Lamina elastica interna. Als Ursache werden mechanische und hormonelle Faktoren diskutiert. Die Patienten sind meist jünger als 40 Jahre, wobei Frauen überwiegen. Bei jedem zweiten Patienten sind beide Nierenarterien betroffen.

Eine typische Symptomatologie fehlt bei der Nierenarterienstenose. Bei allen Hochdruck-Patienten, die jünger als 40 Jahre sind, muß an die renovaskuläre Genese gedacht werden. Als diagnostischer Hinweis findet sich bei über 40% der Kranken ein pathologisches Gefäßgeräusch über den Nierenarterien. Speziellere diagnostische Verfahren sind in Tabelle 10 dargestellt. Das diagnostische Repertoire umfaßt in erster Linie das *Früh-Urogramm*, die *Angiographie* und die *seitengetrennte Reninbestimmung*.

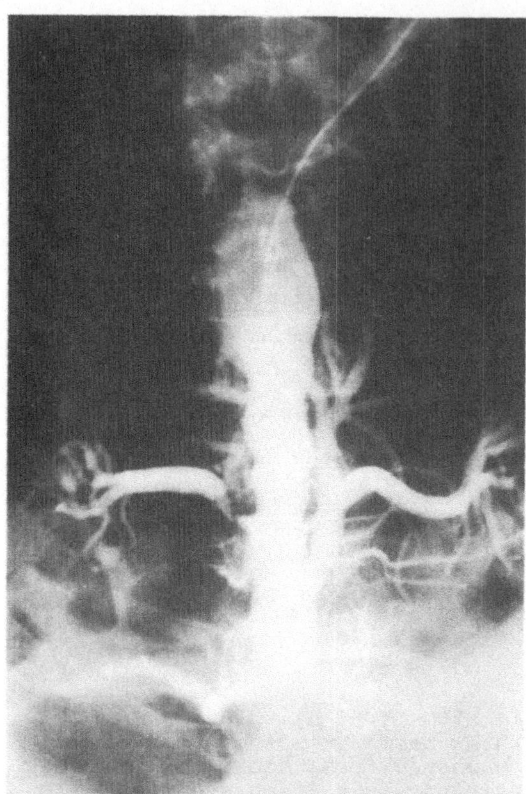

Abb. 10. Angiogramm einer linkssei-
tigen arteriosklerotischen Nieren-
stenose (Angiographie: R. Sörensen)

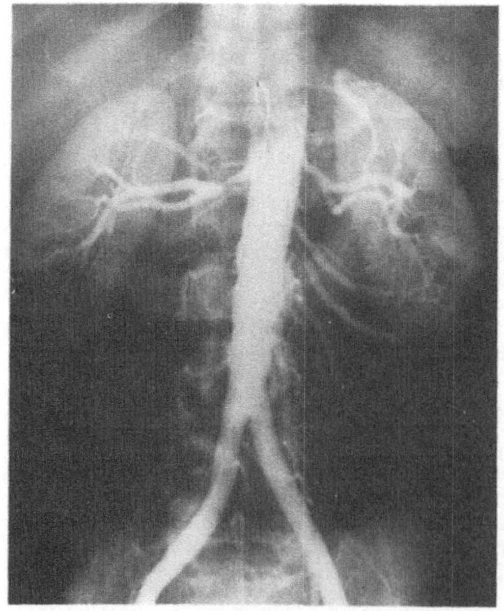

Abb. 11. Fibromuskuläre Nierenarterienstenose rechts (Angiographie:
R. Sörensen)

Tabelle 10. Diagnostik bei Nierenarterienstenosen

Pathologisches Gefäßgeräusch	40%

Rö: Nierengrößen - Differenz
    Früh-Urogramm
    Angiographie
	> 1,5 cm

Seitengetrennte Renin-Bestimmung	Faktor > 1,5 · 2
Fakultativ, von uns nicht durchgeführt:	
Seitengetrennte Isotopen Isotopen-Clearence	ml Primärharn/min x Niere
Messung der intrarenalen Hämodynamik mittels Xenon-Auswaschmethode	

Werden im *Urogramm* Größenunterschiede der Nierenschatten von mehr als
1,5 cm Längsdurchmesser festgestellt, so kann dies als Hinweis auf
eine seitendifferente Nierendurchblutung gewertet werden. Im *i.v. Pyelo-
gramm* ist auf den Aufnahmen in den ersten 5 min nach Kontrastmittelin-
jektion auf der Seite der Nierenarterienstenose eine verzögerte Anfärbung der abführenden Harnwege im Vergleich zur gesunden Niere zu erwarten (Abb. 12). Auf den späteren Aufnahmen (Abb. 13) kann es dann
zu einer kontrastreicheren Darstellung der kranken Seite kommen. Andererseits ist bei *bilateralen Gefäßstenosen*, die in ca. 40% aller Nierenarterienstenosen vorliegen, eine Größendifferenz und eine seitenver-
zögerte Kontrastmittelausscheidung verständlicherweise nicht zu erwarten. Die *arteriographische Untersuchung* liefert schließlich den Beweis für
das Vorliegen einer Nierenarterienstenose.

, Die *seitengetrennte Reninbestimmung* aus beiden Nierenvenen läßt in einem
hohen Grade Rückschlüsse auf die hypertensive Wirksamkeit einer Nierenarterienstenose und die Prognose einer rekonstruktiven Operation zu.
Ein Quotient von zumindest 1,5 aus dem Seitenvergleich ist beweisend
für das Vorliegen einer renovaskulären Hypertonie. Das gleiche gilt für
über die Normgrenze erhöhte Reninwerte, wie sie z.B. bei bilateralen

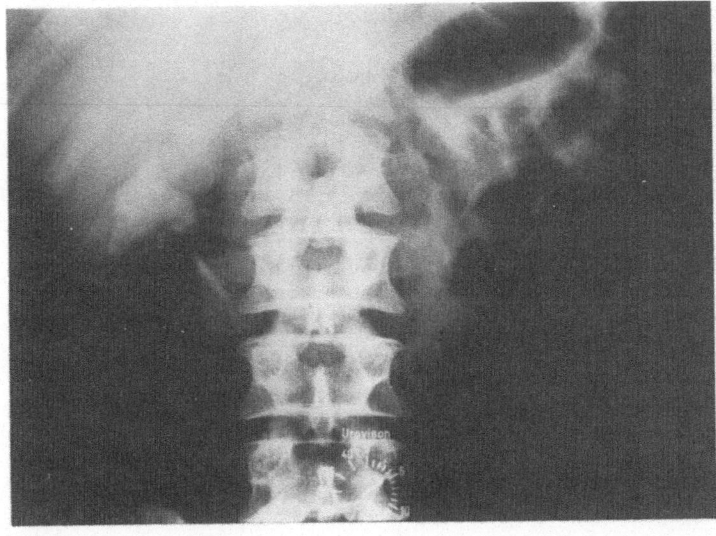

Abb. 12. Frühurogramm: Verzögerte Darstellung der abführenden Harnwege links (Klinik
für Radiologie, Klinikum Steglitz)

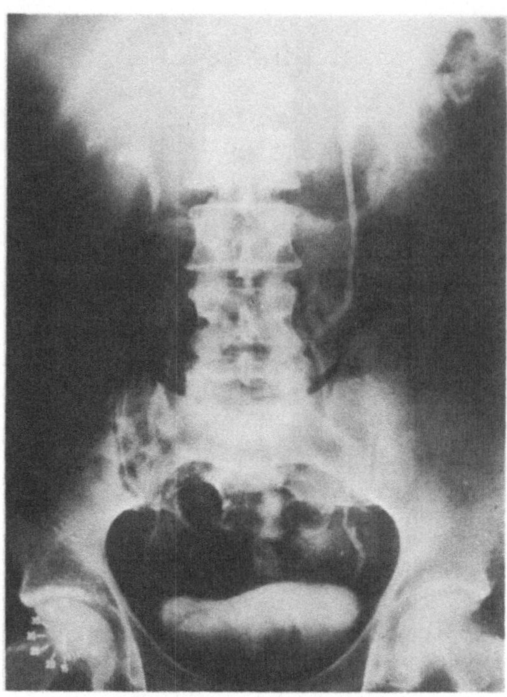

Abb. 13. Spätere Darstellung des Urogrammes mit besserer Kontrastierung der kranken Seite (rechts) (Klinik für Radiologie, Klinikum Steglitz)

Stenosen festgestellt werden. Liegt der Quotient über 2,0, so kann nach operativer Korrektur in über 90% der Fälle mit einer Normalisierung bzw. einer Besserung der Blutdruckwerte gerechnet werden.

Die *Isotopenclearence* und *Xenonauswaschmethode* sind Verfahren, die wir nicht routinemäßig durchführen und die nur in Ausnahmefällen notwendig sind.

Beim Verdacht auf das Vorliegen einer renovaskulären Hypertonie müssen wir grundsätzlich drei Fragen nachgehen:

a) *Liegt überhaupt eine Nierenarterienstenose vor?*
   Dies ist durch die Angiographie einfach zu beantworten.

b) *Ist der Hochdruck auch durch die Nierenarterienstenose bedingt?*
   Hierüber gibt uns die seitengetrennte Reninbestimmung Auskunft.

c) *Besteht eine genügende Funktion der betroffenen Niere?*
   Diese Frage wird zum Teil durch das Urogramm, die Arteriographie und die Kreatininbestimmung im Serum beantwortet.

Die *Indikation* zur operativen Behandlung des renovaskulären Hochdruckes ist nicht unproblematisch. In den letzten Jahren unterlag sie einer kritischen Neuorientierung, nachdem zahlreiche Operationsversager mitgeteilt wurden, die aus den Anfangszeiten dieser neuen operativen Methode stammten. Die Auswahlkriterien haben inzwischen unter dem Einfluß funktioneller und morphologischer Aspekte eine neue Ausrichtung erfahren, die Operationstechniken wurden verbessert.

Es muß aber festgehalten werden, daß bislang kein absolut verläßlicher Parameter existiert, der eine sichere Prognose über das postoperative Blutdruckverhalten erlaubt.

Mit der Operation verfolgen wir im wesentlichen zwei Ziele:

a) eine Normalisierung, zumindestens eine Besserung der Blutdruckwerte und
b) die Abwendung einer vaskulären Niereninsuffizienz und des Organverlustes.

Die *Indikation* ist gegeben:

a) bei Sicherung der Diagnose "renovaskuläre Hypertonie",
b) bei zunehmender Niereninsuffizienz,
c) bei akutem Verschluß einer Nierenarterie durch Thrombose oder Embolus,
d) bei vertretbarem allgemeinen Operationsrisiko, abhängig z.B. vom Alter des Patienten,
e) wenn die Operation technisch möglich ist und
f) bei einem medikamentös nicht oder nur schwer beeinflußbaren Hypertonus.

Liegt eine Normotonie oder eine medikamentös gut beeinflußbare Hypertonie vor, so ist die Operation trotzdem angezeigt, wenn Form und Ausmaß der Stenose in Kürze einen Totalverschluß der Arterie erwarten lassen, was den Verlust der Niere zur Folge hätte. Dies gilt ganz besonders bei doppelseitigen Stenosen.
Wir können zwei Gruppen verschiedener Operationsverfahren unterscheiden (Tabelle 11).

Tabelle 11. Operationsverfahren bei der renovaskulären Hypertonie (n. van Dongen)

I Eingriffe an der Niere selbst

  1. Nephrektomie
  2. Nierenteilresektion
  3. Nephropexie

II Revaskularisierende Eingriffe

A. Bei einseitiger Stenose

  1. Thrombendarteriektomie + Patchplastik
  2. Bypass-Plastiken (Vene, Kunststoff)
  3. Resektionsplastiken (End-zu-End Anastom. Reimplantation, Interposition)

B. Bei doppelseitiger Stenose

  1. Kombination der Methoden unter A
  2. Transaortale Thrombendarteriektomie
  3. Quere Ausschälplastik + transaortaler birenaler Patch
  4. aortobirenale Brückenplastik

---

a) Eingriffe an der Niere selbst wie Nephrektomie, Teilresektion, Nephropexie und
b) revaskularisierende Operationen. Hier gibt es eine ganze Skala von Möglichkeiten (Abb. 14, 15, 16, 17, 18).

Die *Nephrektomie* ist angezeigt bei völlig funktionsloser Niere, bei lokal inoperablen Gefäßläsionen und bei zusätzlichen Begleiterkrankungen der poststenotischen Niere. Eine *Teilresektion* wird durchgeführt bei nicht rekonstruierbarem Segment oder Polarterien, die *Nephropexie* bei einer rein funktionellen Stenose durch Senknieren.

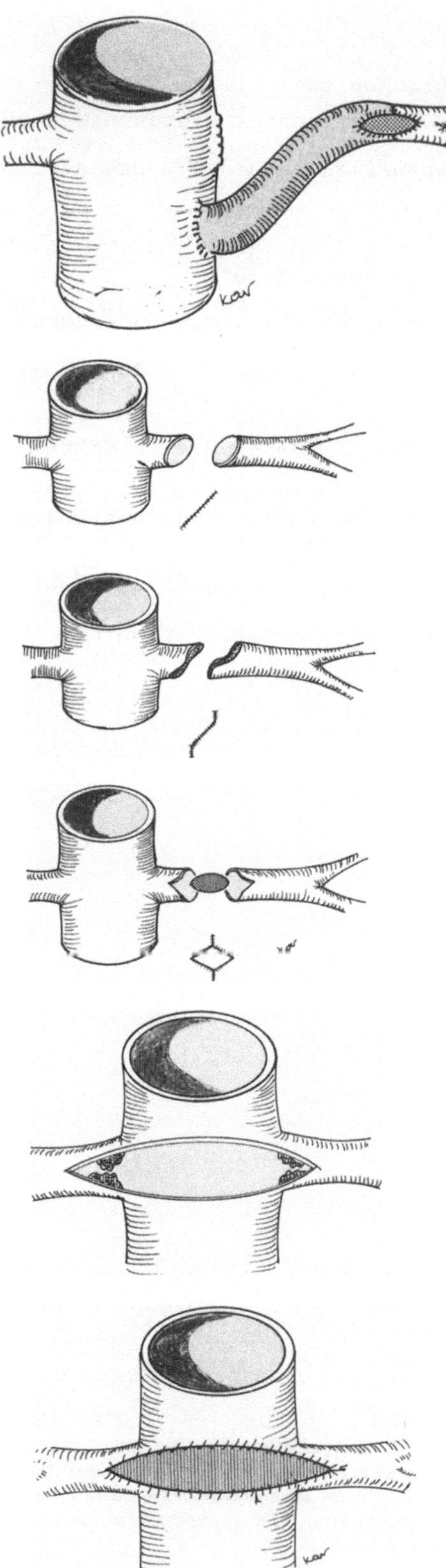

Abb. 14. Aorto-renaler Venenbypass bei einseitiger Nierenarterienstenose mit Patch-Erweiterungsplastik

Abb. 15. Resektionsplastiken bei Nierenarterienstenose

Abb. 16. Quere Ausschälplastik mit birenaler Patch-Erweiterung

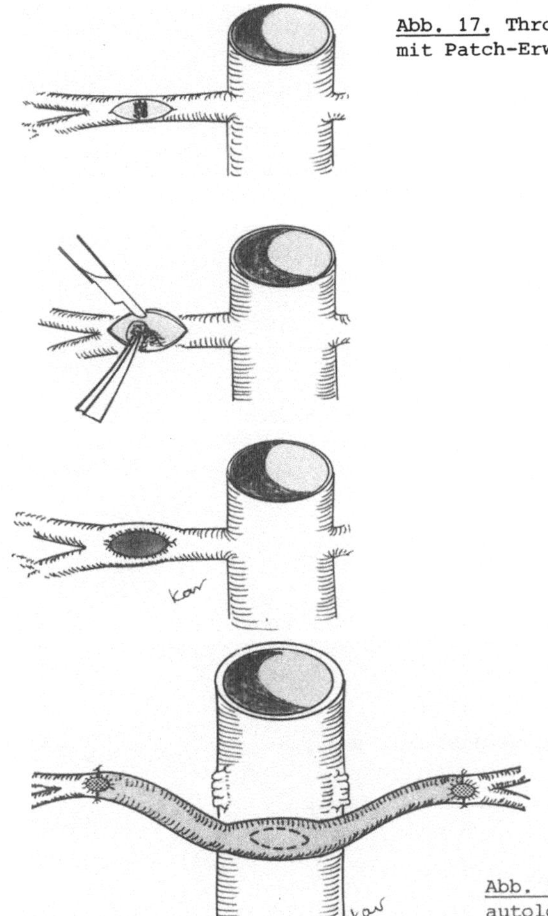

Abb. 17. Thrombendarteriektomie der Nierenarterie
mit Patch-Erweiterungsplastik

Abb. 18. Aorto-birenale Brückenplastik mit
autologer Vene

Wir möchten betonen, daß Eingriffe an den Nierenarterien verantwortungsvoll und technisch schwierig durchzuführen sind. Gründe hierfür sind die Tiefe des Operationssitus, das kleine Kaliber der Arterie und die sehr begrenzte Ischämietoleranz der Niere. Sicher ist ein Teil der Operationsmißerfolge rein technisch bedingt, so daß der Operationserfolg entscheidend von Erfahrung und Können des Gefäßchirurgen abhängt.

Zwei Aspekte sind wichtig: das *Operationsrisiko* und langzeitig das *postoperative Blutdruckverhalten*.

Die *Operationssterblichkeit* ist unter verschiedenen Gesichtspunkten zu sehen. Eine Übersicht über verschiedene Statistiken (Tabelle 12) zeigt die wesentlich höhere Letalität bei arteriosklerotischen Stenosen im Vergleich zu fibromuskulären Hyperplasien. Die Gesamtletalität liegt zwischen 1,3 und 6,8%. Bei Betrachtung der Operationsletalität in Beziehung zu den durchgeführten Operationsverfahren (Tabelle 13) fällt auf, daß sich die bilaterale Gefäßrekonstruktion und die synchrone Operation eines aorto-iliakalen Gefäßverschlusses und einer Nierenarterie sehr belastend auswirkt. Verschiedene *Risikofaktoren* beeinflussen die Letalität (Tabelle 4). Liegen mehrere Risikofaktoren vor, so steigt die Letalität auf 25%. Häufigste Todesursachen sind Komplikationen des Grundleidens. Die *Versagerquote* in Abhängigkeit von der Art der Gefäßrekonstruktion (Tabelle 5) weist darauf hin, daß das Venentransplantat hierbei eindeutig die besten Aussichten verspricht. Wenn auf Kunst-

Tabelle 12. Operationsletalität bei der Nierenarterienstenose (Arteriosklerose und fibromuskuläre Hyperplasie) (1, 3, 5, 7, 9, 14)

	Alle Angaben in %					
	Herberer D 70 n=15535	Forster USA 73 n=122	van Dongen Holland 75 n=270	Franklin USA 75 n=502	Vollmar D 75 n=72	Dean USA 77 n=78
Arteriosklerose	5,2 · 12	9		9,3		
Fm Hyperplasie	< 5,2	2,3		3,4		
Gesamt	5,2	6,6	1,8	6,8	4,2	1,3

Tabelle 13. Operationsletalität nach verschiedenen Operationsverfahren bei Nierenarterienstenosen (7)

	n = 577
Nephrektomie nach Probefreilegung	3,3%
Unilaterale Gefäßrekonstruktion	3,2%
Bilaterale Gefäßrekonstruktion	16,2%
Renovaskuläre und aorto-iliacale Gefäßrekonstruktion	25 %

Tabelle 14. Risikofaktoren bei Nierenarterienstenosen in Bezug auf die Operationsletalität (7)

n = 502

Signifikant (p < 0.01):	Nicht signifikant:
Alter	Bilaterale NAS
ASKL - nur A. renalis generalisiert	Diastolischer Druck
Linksherz-Hypertrophie	Fundus hypertonicus III/IV
Angina pectoris/Herzinfarkt	Hochdruck-Dauer
Cerebrovasc. Insuffiziens	
Niereninsuffizienz	

Bei Summation der signifikanten Risikofaktoren: Op-Letalität bis 25%

Tabelle 15. Versagerquote in Bezug auf die Rekonstruktionsmethode bei der Nierenarterienstenose (3)

	n = 270
Kunststoff	44%
TEA mit direkter Naht	36%
Arterielles Transplantat	25%
TEA mit venösem Streifentransplantat	10%
Venöses Transplantat	5%

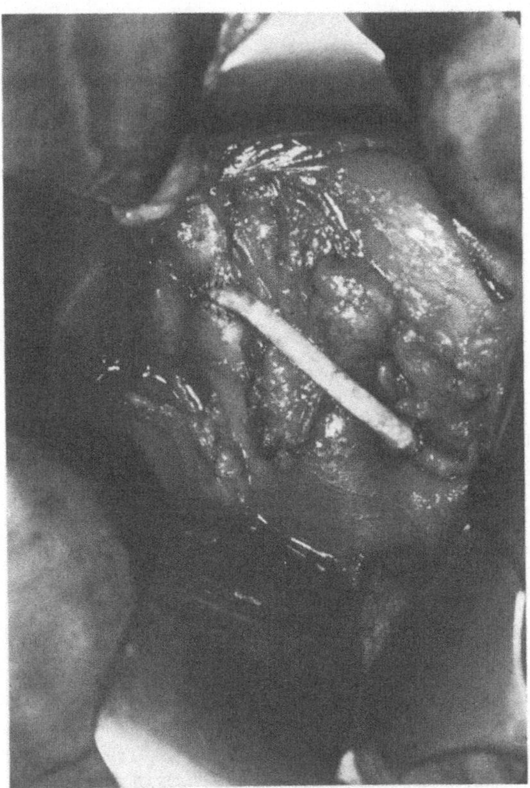

Abb. 19. Operationssitus: Aorto-renaler Bypass mit einer Gore-tex-Prothese

stoffmaterial zurückgegriffen werden muß, dann sollte man die neuartigen Gore-tex-Prothesen aus Teflon verwenden (siehe Abb. 19).

Die wichtigsten Kriterien für die Beurteilung eines langzeitigen *Operationserfolges* sind der *Blutdruck* und die *Angiographie*. Zur Beurteilung genügt nicht eine kurze Kontrollphase von wenigen Wochen, sondern eine zumindest einjährige Nachbeobachtungszeit. Daß die Indikationsstellung, die Art der Rekonstruktionsmethode und die Erfahrung des Operateurs mit einfließen, liegt auf der Hand. Die Gesamtergebnisse zeigen, daß bei etwa 70-80% mit einer Heilung bzw. Besserung der Hypertonie zu rechnen ist. Bei Mißerfolgen war möglicherweise der Hochdruck nicht renovaskulär bedingt.

Man muß die Ergebnisse aber etwas differenzierter sehen: Zwei Literaturübersichten (Tabellen 16, 17) vergleichen die Langzeitergebnisse - Beobachtungszeit 5-8 Jahre - nach operativer Beseitigung arteriosklerotischer und fibromuskulärer Stenosen. Danach haben fibromuskuläre Stenosen eindeutig die besseren Prognosen. Einige Zahlen aus dem eigenen Krankengut - Langzeitergebnisse können wir noch nicht vorlegen - zeigen, daß bei unsereren Patienten eine Rekonstruktion nach den verschiedensten Verfahren möglich war. (Tabelle 18).

Abschließend sei noch die Kasuistik einer 51jährigen Patientin mit einer fibromuskulären Nierenarterienstenose rechts erwähnt (Tabelle 19 und Abb. 20), die bereits 1973 durch Angiographie eindeutig gesichert worden war. Daraus hatte man aber keine Konsequenz gezogen. Die Patientin kam jetzt - nahezu 5 Jahre später - mit einem medikamentös nicht mehr beeinflußbaren Hypertonus und einem Fundus hypertonicus III/IV zur Aufnahme. Nach Freilegung der rechten Nierenarterie wurde der prä- und poststenotische Druck gemessen, der einen Gradienten von 200 mmHg

Tabelle 16. Langzeitergebnisse nach Rekonstruktion fibromuskulärer Nierenarterienstenosen (5, 6, 15)

Alle Angaben in %	Vollmar D 71 n=72	Forster USA 73 n=122	Forster USA 75 n=502
RR normalisiert	88	71	58
gebessert	6	24	13
Total	94	95	71
nicht gebessert	6	5	29

Tabelle 17. Langzeitergebnisse nach Operation von Nierenarterienstenosen (Arteriosklerose und fibromuskuläre) (2, 3, 4, 6, 10, 15)

Alle Angaben in %	Morris USA 66 n=627	Eigler D 70 n=12340	Vollmar D 71 n=72	Forster USA 75 n=502	van Dongen Holland 75 n=303	Dean USA 75 n=78
RR normalisiert	46	47	56	50	71	36
gebessert	37	32	19	16	14	50
Total	83	79	75	66	85	86
nicht gebessert	17	21	25	34	15	14

Tabelle 18. Operative Verfahren bei Nierenarterienstenosen
(n = 44) im eigenen Krankengut

Probefreilegung 5x Keine Rekonstruktionsmöglichkeit 7x	} 25%

Reinsertion 1x
TEA mit direkter Naht 2x
TEA mit Erweiterungsplastik (V. saph.) 1x
Bypaß: Dacron aorto-renal 7x
       V. saph. iliaco-renal 2x
       V. saph. aorto-renal 20x
	} 75%

aufwies (Abb. 21). Durch einen aorto-renalen Bypass mit einem V. sa-
phena-Transplantat konnte der Druckgradient völlig ausgeglichen werden.

Wenn auch die Chirurgie nur für einen kleinen Sektor auf dem weiten
Feld der Hochdruckerkrankungen zuständig ist, so hoffen wir doch, mit
dieser kurzen Darlegung einige Anregungen vermittelt zu haben. Wichtig
scheint es uns darauf hinzuweisen, daß eine gute Kooperation zwischen
Internisten, Radiologen und Chirurgen unabdingbare Voraussetzung ist
für die differenzierte Behandlung der sogenannten "chirurgischen Hochdruckformen", und dies ist in unserer Klinik optimal gegeben.

<u>Tabelle 19.</u> Kasuistik einer 51jährigen Patientin mit
fibromuskulärer Nierenarterienstenose rechts

Patient M.S., ♀, 51 J.

Anamnese:	1940 Appendektomie
	1959-63 3 gyn. Operationen
	Seit 1963 Hypertonie mit RR 190/100
	Seit 1973 schwere Hypertonie mit RR 240/140
	1973 Angiographie: NAS re., keine Konsequenz
Aufnahme:	leichte Niereninsuffizienz
(Jan. 78)	Serum-Kalium erniedrigt
	linksverbreitertes Herz
	Fundus hypertonicus III/IV
	RR kaum noch einstellbar
	Angiographie: fm NAS re.
Operation:	aortorenaler V. saph.-Bypass rechts
	RR postoperativ 150/100 ohne Therapie

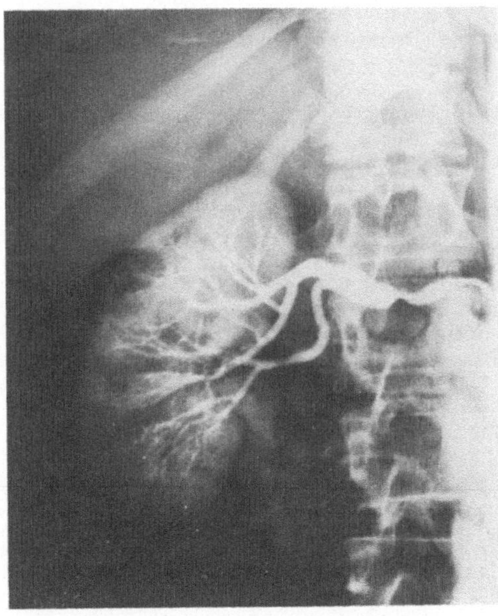

<u>Abb. 20.</u> Röntgendarstellung der fibromuskulären Nierenarterienstenose rechts (Angiographie: R. Sörensen)

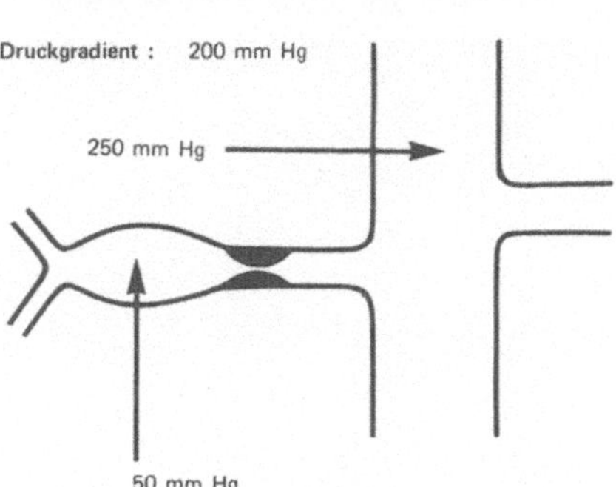

<u>Abb. 21.</u> Intraoperative prä- und poststenotische Druckmessung

Literatur

1. Dean, R.H., Foster, J.H.: Surgical management of renovascular hypertension in older patients. Med. Clin. North. Am. Zd. 61, No. 4 (1977)
2. Dean, R.H., Wilson, J.P., Burko, H., Foster, J.H.: Saphenous vein aortorenal bypass grafts: Serial arteriographie study. Ann. Surg. 180, 469 (1974)
3. van Dongen, R.J.A.M., Schwilden, E.: Renovaskuläre Hypertonie: In: Spezielle Chirurgie für die Praxis, Bd. I/2. Baumgartl, F., Kremer, K., Schreiber, H.W. (Hrsg.), S. 794. Stuttgart: Thieme 1975
4. Eigler, F.W.: Operative Behandlung der Hypertonie. Münch. Med. Wochenschr. 112, 2152 (1970)
5. Foster, J.H., Dean, R.H., Pinkerton, J.A., Rhamy, R.K.: Ten years experience with the surgical management of renovascular hypertension. Ann. Surg. 177, 755 (1973)
6. Foster, J.H., Maywell, M.H., Franklin, S.S., Bleifer, K.H., Trippel, O.H., Julian, O.C., DeCamp, P.T., Varady, P.T.: Renovascular occlusive disease. Results of operative treatment. Jama Bd. 231, No. 10, 1148 (1975)
7. Franklin, S.S., Young jr., J.D., Maxwell, M.H., Foster, J.H., Palmer, J.M., Cerny, J., Varady, P.D.: Operative morbidity and mortality in renovascular disease. Jama Bd. 231, No. 11, 1148 (1975)
8. Heberer, G.: Nierenarterienstenose. Chirurgische Indikationen und Möglichkeiten - Spätergebnisse. Münch. Med. Wochenschr. 3, 68 (1971)
9. Heberer, G., Eigler, F.W.: Operationsergebnisse beim renovaskulären Hochdruck. Act. Urol. I/4, 237 (1970)
10. Morris, G., DeBakey, M.E., Crawford, E.S., Colley, D.A., Zanger, L.C.C.: ate results of surgical treatment for renovascular hypertension. Surg. Gynec. Obst. 122, 1255 (1966)
11. Oelkers, W., Dissmann, T.H., Lohmann, F.W., Bachmann, K.: Reninkonzentration im peripheren und im Nieren-Venenblut und seitengetrennte Nierenfunktionsprüfungen bei Hypertonikern mit Nierenarterienstenosen. Klin. Wochenschr. 48, 285 (1970)
12. Rumel, W.R., Bailey, C.P., Samson, P., Waterman, D., Ring, R.: Surgical treatment of coarctation of the aorta. J. Amer. Med. Ass. 164, 5 (1957)
13. Sack, H., Neuhaus, J., Schega, W., Körner, M.: Die Bedeutung der medikamentösen Blockade adrenerger alpha- und beta-Rezeptoren für die konservative und operative Behandlung des Phäochromozytoms. Dtsch. Med. Wochenschr. 93, 151 (1968)
14. Vollmar, J.: Rekonstruktive Chirurgie der Arterien. Stuttgart: Thieme 1975
15. Vollmar, J., Helmstädter, D.: Die chirurgische Behandlung der Nierenarterienstenose. Thorax- u. Gefäßchir. 19, 52 (1971)

Pharmakologische und klinisch-pharmakologische Grundlagen der Hochdruckbehandlung

K. H. Rahn*

1. Einleitung

Von einem hämodynamischen Gesichtspunkt aus kann der erhöhte Blutdruck
gesenkt werden durch eine Abnahme des Gefäßwiderstandes oder durch
eine Verminderung des Herzminutenvolumens. Liegt, wie bei den meisten
Hypertonikern, das Herzzeitvolumen vor Beginn der Therapie im Normbereich, so wäre aufgrund theoretischer Überlegungen eine Blutdrucksenkung durch Abnahme des Gefäßwiderstandes wünschenswert. Unter diesen
Umständen würde die pro Zeiteinheit zu den Organen fließende Blutmenge
nicht verändert. Die Organdurchblutung würde lediglich bei einem niedrigeren arteriellen Druck erfolgen. Es gibt allerdings bisher keinen
Beweis dafür, daß über eine Verminderung des Herzminutenvolumens wirkende Antihypertensiva weniger günstig sind als solche, die den Gefäßwiderstand verringern.

2. Verfügbare Antihypertensiva

In Tabelle 1 sind die wirksamen Tagesdosen und andere Eigenschaften
gebräuchlicher Antihypertensiva zusammengefaßt. Eine Überschreitung der
aufgeführten Maximalwerte ist nicht sinnvoll, da entweder, wie im Falle
des Alpha-Methyldopa, nicht mit einer Zunahme des blutdrucksenkenden
Effekts oder, wie im Falle des Dihydralazins, mit dem Auftreten schwerer oder unverhältnismäßig häufiger Nebenwirkungen gerechnet werden
muß. Die Wirkungsdauer der einzelnen Medikamente ist bedeutsam für die
Festlegung der Dosisintervalle. So kann Guanethidin täglich als Einzeldosis gegeben werden, im Falle des Clonidins ist eine Verteilung der
Tagesdosis auf 3 Einzeldosen sinnvoll.
  Antihypertensiva müssen oft bei Patienten mit eingeschränkter Nierenfunktion therapeutisch eingesetzt werden. Daher ist ihr Einfluß auf
die Parameter der Nierenhämodynamik, nämlich das Glomerulumfiltrat und
die Nierendurchblutung, von praktischem Interesse.

Diuretika, besonders aus der Gruppe der Thiazide (Tabelle 1), haben zu
Recht einen festen Platz in der modernen Hochdruckbehandlung. Die durch
diese Pharmaka verursachte Abnahme des Plasmavolumens sowie die negative Natriumbilanz führen zu einer Blutdrucksenkung. Ein antihypertensiver Effekt kann jedoch auch eintreten, wenn das Plasmavolumen konstant und die Natriumbilanz ausgeglichen bleiben.
  Unter der Hochdrucktherapie mit Hydrochlorothiazid und ähnlich bei
der Behandlung mit anderen Thiaziddiuretika, treten Nebenwirkungen bei
etwa 10% der Patienten auf. Diese Zahl sollte, wie auch bei den folgenden Medikamenten, nur als ungefährer Anhaltspunkt dienen. Tatsäch-
lich schwanken die Angaben über die Häufigkeit von Nebenwirkungen bei

---

*Rijksuniversiteit Limburg, Biomedisch Centrum, NL-Maastricht.

Tabelle 1. Eigenschaften gebräuchlicher Antihypertensiva

Freiname	Handelsname	Tagesdosis (mg)	Wirkungsdauer (Stunden)	Herzminuten-volumen	Gefäßwider-stand	Plasmarenin-aktivität	Glomerulum filtrat	Nierendurch-blutung
Alpha-Methyldopa	Aldometil Presinol Sembrina	500-3000	12	O	-	-	O	O
Clonidin	Catapresan	0,225-3,6	8	-	O	-	O	+
Dihydralazin	Nepresol	20-100	8	+	-	+	O	O
Guanethidin	Ismelin	10-200	>24	-	O	-	-	-
Hydrochloro-thiazid	Esidrix	20-100	12	O	-	+	O	O
Reserpin	Sedaraupin Serpasil	0,1-0,6	24	O	-	-	O	O
Propranolol	Dociton	60->400	8	-	+	-	-	-

- vermindert   + erhöht   O unverändert   ? unbekannt

medikamentös behandelten Hypertonikern ganz beträchtlich. Zudem ist
zu berücksichtigen, daß in diesen Zahlen auch banale Nebenwirkungen
enthalten sind, die zu keiner Änderung der begonnenen Therapie Anlaß
geben. Dennoch haben solche Daten, da sie in ähnlicher Weise für alle
Antihypertensiva gewonnen wurden, Bedeutung für den therapeutischen
Einsatz. Man wird das Medikament mit den seltensten und den am wenig-
sten gefährlichen Nebenwirkungen bevorzugen, wenn es ausreichend blut-
drucksenkend wirksam ist. Im Vergleich zu anderen hypotensiv wirkenden Arzneimitteln haben Diuretika den Vorteil, daß es unter ihrem Einfluß zu keiner nennenswerten orthostatischen Hypotonie und zu keiner
Sedierung kommt. Die wesentlichsten unerwünschten Effekte dieser Substanzgruppe sind die sich gelegentlich entwickelnde Hypokaliämie, die
Verschlechterung der Glukosetoleranz und die Erhöhung des Serum-Harn-
säurespiegels. Praktisch am bedeutsamsten ist die Abnahme der Serum-
Kaliumkonzentration. Diese macht eine Kaliumsubstitution oder aber
die Verabreichung kaliumretinierender Diuretika wie Amilorid (Arumil),
Spironolacton (Aldactone) oder Triamteren (Jatropur) erforderlich.

Dihydralazin (Tabelle 1) senkt durch direkten Angriff an der glatten Gefäßmuskulatur den Gefäßwiderstand. Das Herzminutenvolumen nimmt re-
flektorisch zu. Dieses Arzneimittel verursacht bei etwa 20% der behandelten Hypertoniker Nebenwirkungen. Im Vordergrund stehen gastrointe-
stinale Beschwerden, Zunahme der Herzfrequenz und Schwellung der Nasenschleimhaut. Die Natriumbilanz wird positiv. Gleichzeitig wird Wasser
retiniert, wodurch der blutdrucksenkende Effekt des Pharmakons zum
Teil wieder aufgehoben werden kann. Die Neigung zu orthostatischer Hypotonie ist gering. Bei den heute üblicherweise verwendeten Dosen bis zu
100 mg Dihydralazin täglich ist mit dem Auftreten eines Lupus erythema-
todes disseminatus nicht zu rechnen.

Reserpin (Tabelle 1) führt zu einer Einschränkung der Sympathikusfunktion und zu einem relativen Überwiegen des Parasympathikus. Diese
Effekte werden auf die durch das Pharmakon verursachte Verminderung
der Noradrenalinkonzentration in den peripheren sympathischen Neuronen
zurückgeführt, wodurch eine Übertragung von Impulsen aus dem Zentralnervensystem auf die glatte Muskulatur und auf das Herz erschwert wird.
Die funktionelle Bedeutung der Konzentrationsabnahme verschiedener
biogener Amine im Zentralnervensystem ist noch nicht geklärt. Mit
Nebenwirkungen ist bei etwa 30% der mit Reserpin behandelten Patienten
zu rechnen. Im Vordergrund steht eine Sedation. Zu bedenken ist, daß
Reserpin eine Depression mit Neigung zu Suizidversuchen auslösen kann.
Einige unerwünschte Effekte gehen auf das relative Überwiegen des Parasympathikus zurück. Hierzu gehören die Schwellung der Nasenschleimhaut,
die gesteigerte Magen-Darm-Motilität (evtl. mit Durchfällen) sowie die
Zunahme der Magensaftproduktion mit der Gefahr einer Ulkusentstehung.
Unter der Behandlung mit Reserpin kommt es zu einer Retention von Natrium und Flüssigkeit. Die Neigung zu orthostatischem Blutdruckabfall
ist mäßig ausgeprägt. Studien, die auf ein erhöhtes Erkrankungsrisiko
an Brustkrebs nach langjähriger Reserpinbehandlung von Patientinnen in
der Menopause hinwiesen, wurden von anderen Untersuchern nicht bestätigt.

Clonidin (Tabelle 1) setzt durch Angriff an Alpha-Rezeptoren im Zentralnervensystem den Vasokonstriktorentonus herab und wirkt dadurch antihypertensiv. Mit Nebenwirkungen dieses Medikaments ist bei etwa 30%
der Patienten zu rechnen. Im Vordergrund steht eine Sedation. Die Neigung zu orthostatischem Blutdruckabfall ist mäßig ausgeprägt. Clonidin
führt zu einer positiven Natrium- und Flüssigkeitsbilanz. Bei plötzli-
chem Absetzen dieses Arzneimittels kann es zu krisenhaften Blutdrucksteigerungen kommen.

Alpha-Methyldopa (Tabelle 1) wird im menschlichen Organismus zu Alpha-Methyldopamin decarboxyliert. Dieses wird dann zu Alpha-Methyl-Noradrenalin hydroxyliert. Alpha-Methyl-Noradrenalin ersetzt als falscher sympathischer Überträgerstoff zum Teil die natürlichen Überträgersubstanzen im Zentralnervensystem und in der Peripherie. Die blutdrucksenkende Wirkung von Alpha-Methyldopa kommt aber offenbar durch einen zentralen Angriffspunkt zustande. Nebenwirkungen des Antihypertensivums treten bei etwa 40% der Patienten auf. Das Pharmakon verursacht eine deutliche orthostatische Hypotonie. Ausgeprägt ist in der Regel zu Beginn der Therapie eine Sedation. Häufig verschwindet diese unerwünschte Wirkung jedoch im Laufe einiger Tage, obwohl der antihypertensive Effekt erhalten bleibt. Auch Alpha-Methyldopa verursacht eine Natrium- und Wasserretention. Als Ausdruck des Überwiegens des Parasympathikus kommt es zur Schwellung der Nasenschleimhaut und zu Diarrhöen. Bei etwa 10% der Patienten unter Dauertherapie mit Alpha-Methyldopa entwickeln sich Antikörper gegen Erythrozyten, die mit Hilfe des Coombs-Tests nachgewiesen werden können. Nur sehr selten kommt es jedoch zu einer klinisch manifesten hämolytischen Anämie.

Guanethidin (Tabelle 1) vermindert als adrenerger Neuronenblocker die auf eine Nervenerregung eintretende Freisetzung von Noradrenalin aus postganglionären sympathischen Nervenfasern. Zusätzlich entleert es, ähnlich wie Reserpin, das in den sympathischen Nervenendigungen gespeicherte Noradrenalin. Beide Effekte führen zu einer Blutdrucksenkung. Guanethidin ist zur Zeit das wirksamste für die Langzeittherapie verfügbare Antihypertensivum. Andererseits verursacht dieses Medikament am häufigsten, nämlich bei etwa 50% der Patienten Nebenwirkungen. Besonders ausgeprägt ist die orthostatische Hypotonie, also der Blutdruckabfall im Stehen. Durch Überwiegen des Parasympathikus kommt es zu Schwellung der Nasenschleimhaut, zu Durchfällen und auch zu Ejakulationsstörungen. Natrium- und Flüssigkeitsbilanz werden positiv. Wenn gleichzeitig trizyklische Antidepressiva verabreicht werden, beispielsweise Imipramin (Tofranil) und Desipramin (Pertofran) wird die blutdrucksenkende Wirkung von Guanethidin antagonisiert.

Propranolol (Tabelle 1) wird, ebenso wie andere Beta-Rezeptorenblocker, in den letzten Jahren zunehmend zur Behandlung der Hypertonie eingesetzt. Zur Hochdrucktherapie müssen wesentlich höhere Dosen dieses Pharmakons verabreicht werden als bei Vorliegen anderer Indikationen. Propranolol hat verhältnismäßig selten, nämlich bei etwa 10% der Patienten, unerwünschte Effekte. Insbesonders verursacht die Substanz keine orthostatische Hypotonie und keine nennenswerte Sedation. Dennoch kann es zu bedrohlichen Nebenwirkungen in Form von Herzinsuffizienz, bradykarden Herzrhythmusstörungen und zur Verschlimmerung einer bereits bestehenden Bronchospastik kommen. Patienten mit bradykarden Herzrhythmusstörungen oder mit Bronchospastik sollten nicht mit Beta-Rezeptorenblockern antihypertensiv behandelt werden. Herzinsuffiziente Hypertoniker müssen vor Beginn der Therapie mit Beta-Rezeptoren blockierenden Substanzen digitalisiert werden, sofern man nicht lieber überhaupt auf diese Pharmaka verzichten will. Empfehlenswert ist in jedem Falle der Beginn der Behandlung mit kleinen Dosen, beispielsweise mit 3 x 20 mg Propranolol täglich. Wie bei anderen Antihypertensiva sollte die Dosis in Abhängigkeit von der Blutdruckwirkung gesteigert werden. Falls überhaupt, treten die bedrohlichen Nebenwirkungen des Propranolols im allgemeinen bei Tagesdosen unter 100 mg auf. Die Patienten müssen daher in dieser kritischen Phase, in der die Dosis in Abhängigkeit vom Blutdruckverhalten alle 3-7 Tage gesteigert wird, besonders sorgfältig beobachtet werden. Bei Beachtung der Kontraindikationen (bestehende bradykarde Rhythmusstörungen und Bronchospastik) sowie bei sorgfältiger Beobachtung der Patienten in der Phase der Dosissteigerung haben sich Propranolol und andere Beta-Rezeptorenblocker als

wirksame und vergleichsweise ungefährliche Antihypertensiva bewährt.
Propranolol beeinflußt die Natrium- und Flüssigkeitsbilanz bei einer
Langzeittherapie nicht.

3. Überlegungen bei der Kombination von Antihypertensiva

Prinzipiell ist es sinnvoll, die medikamentöse Hochdruckbehandlung in
Form einer Kombinationstherapie durchzuführen. Die verschiedenen zur
Verfügung stehenden Medikamente haben unterschiedliche Nebenwirkungen.
Durch die Kombination können die Dosen der einzelnen Substanzen so
niedrig gehalten werden, daß die für ein bestimmtes Pharmakon typischen unerwünschten Effekte gering ausgeprägt sind. Dennoch ist bei
einem Teil der Hypertoniker eine Monotherapie angezeigt.
Für eine solche Monotherapie am ehesten geeignet sind Antihypertensiva, die nur verhältnismäßig selten zu Nebenwirkungen führen; das
sind Thiaziddiuretika und Beta-Rezeptorenblocker. Andererseits senken
diese Arzneimittel den Blutdruck im Mittel nur um etwa 20/10 mmHg.
Daraus ergibt sich, daß diese Pharmaka in Form einer Monotherapie nur
bei wenig ausgeprägter Blutdrucksteigerung bis etwa 170/100 mmHg angewendet werden können. In der Regel wird man bei jüngeren Patienten
bis etwa zum Alter von 50 Jahren bevorzugt Beta-Rezeptorenblocker einsetzen, falls eine Monotherapie sinnvoll erscheint. Die unter Behandlung mit diesen Substanzen beobachteten schweren Nebenwirkungen, wie
Herzinsuffizienz und bradykarde Herzrhythmusstörungen, treten nämlich
in erster Linie bei älteren Menschen auf, bei denen bereits eine ar-
teriosklerotische Herzerkrankung vorhanden ist. Zudem haben jüngere
Hypertoniker häufiger ein erhöhtes Herzminutenvolumen und eine erhöhte
Plasmareninaktivität. Beide Meßgrößen werden durch Propranolol vermindert (Tabelle 1). Es ist bislang allerdings nicht geklärt, ob diese
Effekte für die Langzeitprognose des Hypertonikers bedeutsam sind. Bei
älteren Patienten, die für eine Monotherapie geeignet erscheinen, sollten in erster Linie Diuretika eingesetzt werden. Hypertoniker jenseits
des 50. Lebensjahres haben verhältnismäßig oft eine erniedrigte Plasmareninaktivität. Es hat sich gezeigt, daß in diesen Fällen Diuretika
besonders ausgeprägt antihypertensiv wirken.
Hat man sich zu einer Kombinationstherapie entschlossen, sollten
folgende Gesichtspunkte beachtet werden: Diuretika sind als Bestand-
teil jeder Kombinationsbehandlung der Hypertonie sinnvoll. Dafür
spricht einmal die Tatsache, daß Diuretika vergleichsweise selten
Nebenwirkungen verursachen. Zum anderen führen alle übrigen Antihypertensiva, mit Ausnahme des Propranolols und vielleicht anderer Beta-
Rezeptorenblocker, zu einer Retention von Natrium und Wasser, wodurch
ihr blutdrucksenkender Effekt zum Teil aufgehoben wird. Diese Retention von Natrium und Flüssigkeit kann durch gleichzeitige Gabe von
Diuretika verhindert werden. Der Vasodilatator Dihydralazin unterschei-
det sich von allen anderen Antihypertensiva durch einen direkten Angriffspunkt an der glatten Gefäßmuskulatur. Dieser spezielle, aus hämodynamischen Gründen wünschenswerte Angriffspunkt spricht dafür, die
Substanz ebenfalls möglichst bei jeder Kombinationstherapie zu verwenden. Die durch Dihydralazin verursachte Gefäßerweiterung führt reflek-
torisch zu einer Steigerung des Herzminutenvolumens. Dadurch wird der
blutdrucksenkende Effekt teilweise wieder aufgehoben. Zum Herzen zie-
hende sympathische Nervenfasern gehören zum efferenten Schenkel des
Reflexbogens. Pharmaka, welche die Sympathikusfunktion beeinträchtigen,
hemmen den geschilderten Reflexmechanismus und lassen daher die blutdrucksenkende Wirkung von Dihydralazin besser zur Geltung kommen. Aus
diesem Grunde werden Reserpin, Clonidin, Alpha-Methyldopa und Guanethidin mit Dihydralazin kombiniert. Zu dem eigenen blutdrucksenkenden
Effekt dieser Substanzen kommt dabei noch die Verstärkung der Dihydra-

92

Tabelle 2. Einsatz von Antihypertensiva zur oralen Langzeittherapie der Hypertonie

---

1. Beginn der Therapie:

   1 x 10 mg bis 3 x 20 mg Hydrochlorothiazid/Tag
   dazu 1 x 10 mg bis 3 x 30 mg Dihydralazin/Tag
   dazu 1 x 0,1 bis 3 x 0,2 mg Reserpin/Tag *oder*
   3 x 0,075 bis 3 x 0,3 mg Clonidin/Tag *oder*
   3 x 20 bis 3 x 120 mg Propranolol/Tag

2. unzureichende Wirkung der Kombination nach 1:

   zusätzlich 3 x 250 bis 3 x 750 mg Alpha-Methyldopa/Tag

3. unzureichende Wirkung der Kombination nach 2:

   zusätzlich 10-200 mg Guanethidin/Tag

---

lazinwirkung. Wegen der selteneren Nebenwirkungen sollten bei der Kombination zunächst Reserpin und Clonidin bevorzugt werden. Beide Substanzen sind sich bezüglich der Wirksamkeit und der Nebenwirkungen so ähnlich, daß ihre Kombination selten einen Vorteil bringen dürfte. Bei Patienten, die unter der durch Reserpin verursachten Schwellung der Nasenschleimhaut leiden, kann die gleichzeitige Verabreichung von Clonidin zu einer Besserung der Beschwerden führen. Kann der Blutdruck durch die Kombination der in Tabelle 1 angegebenen Höchstdosen von Diuretika, Dihydralazin und Reserpin bzw. Clonidin nicht ausreichend gesenkt werden, sollte zusätzlich Alpha-Methyldopa und evtl. Guanethidin gegeben werden. Wegen der häufigen Nebenwirkungen sollten die beiden letztgenannten Medikamente möglichst nur bei Patienten angewendet werden, bei denen die übrigen genannten Antihypertensiva nicht ausreichend wirksam sind, und auch dann nur als Zusatz zur Kombinationstherapie.

Wie erwähnt kommt es bei Verabreichung von Dihydralazin über einen den Sympathikus einbeziehenden Reflexmechanismus zu einer Steigerung des Herzminutenvolumens. Der Reflexbogen kann am Erfolgsorgan, dem Herzen, mit Hilfe von Beta-Rezeptorenblockern unterbrochen werden. Diese Pharmaka können bei einer Kombinationstherapie anstelle von Reserpin bzw. Clonidin eingesetzt werden. Der Vorteil der Beta-Rezeptorenblocker ist vor allem darin zu sehen, daß es kaum zu Orthostase und zu Sedation kommt.

Tabelle 2 enthält einen Vorschlag zur medikamentösen Langzeittherapie der Hypertonie.

Literatur

1. Arnold, O.H.: Therapie der arteriellen Hypertonie. Erfolge, Möglichkeiten, Methoden. In: Experimentelle Medizin, Pathologie und Klinik, Band 30. Hegglin, R., Leuthardt, F., Schoen, R., Schwiegu, H., Studer, A., Zollinger, H.V. (Hrsg.). Berlin, Heidelberg, New York: Springer 1970
2. Koch-Weser, J.: Correlation of pathophysiology and pharmacotherapy in primary hypertension. Am. J. Cardiol. 32, 499 (1973)
3. Mendlowitz, M.: Hypertension. In: Current Therapy. Conn, H.F. (ed.). Philadelphia: Saunders 1969
4. Muscholl, E., Rahn, K.H.: Hypertone Kreislaufleiden. In: Pharmakotherapie. Klinische Pharmakologie. Fülgraff, G., Palm, D. (Hrsg.). Stuttgart: Fischer 1975
5. Rahn, K.H.: Differentialtherapeutische Prinzipien bei der medikamentösen Hochdrucktherapie. Internist 15, 157 (1974)

Allgemeine Pharmakologie von Beta-Adrenoceptorantagonisten

B. Åblad, E. Carlsson, L. Ek, G. Johnsson und B. Lundgren*

1. Einleitung

Im Jahre 1948 stellte Ahlquist die Behauptung auf, daß die adrenerge
Transmittorsubstanz Noradrenalin ihre Effekte durch die Verbindung
mit zwei verschiedenen Arten von Rezeptoren - Alpha und Beta - hervorruft (5). Jüngere Studien haben ergeben, daß Beta-Adrenozeptoren keine
homogene Gruppe bilden. Lands u. Mitarb. haben im Jahre 1967 eine Un-
terteilung in Beta-1- und Beta-2-Rezeptoren vorgeschlagen (27). Abbildung 1 zeigt einige adrenerge Wirkungen und den Rezeptortyp, der bei
der Übertragung dieser einzelnen Effekte hauptsächlich beteiligt ist.
Alpha-Rezeptoren übertragen beispielsweise die Konstriktion der glatten Muskeln in den Blutgefäßen und im Uterus. Beta-1-Rezeptoren ver-

Wirkstelle	Rezeptortypus	Wirkung adrenergischer Effekt
Herz	$\beta 1$	erhöhte Herzfrequenz
		erhöhte Kontraktilität
		Überleitungs-Geschwindigkeit
		Reizbarkeit
		Automatizität
Blutgefäße	α	Kontraktion
	$\beta 2$	Dilatation
Bronchien	$\beta 2$	Erschlaffung
Uterus	α	Kontraktion
	$\beta 2$	Erschlaffung
Skelettmuskel	$\beta 2$	Tremor
Nieren	$\beta 1$	Reninfreisetzung
Fettgewebe	$\beta 1$	Lipolyse
Skelettmuskel	$\beta 2$	Glykogenolyse
Pankreas	α	Hemmung der Insulin-Ausschüttung
	$\beta 2$	Insulinausschüttung

__Abb. 1.__ Adrenerge Wirkungen und Typen der vermittelnden Rezeptoren

---

*Forschungslaboratorien und Medizinische Abteilung, AB Hässle, S-Mölndal.

mitteln die Stimulierung des Herzens, aber auch andere Wirkungen wie Lipolyse und Reninfreisetzung. Beta-2-Rezeptoren vermitteln die Erschlaffung der glatten Muskeln, beispielsweise in den Blutgefäßen, Bronchien und im Uterus, weiters verschiedene metabolische Effekte, wie die Insulinfreisetzung von den Beta-Zellen im Pankreas. Die hier angeführten Effekte sind nur eine kleine Auswahl der Prozesse, die durch das adrenerge Nervensystem kontrolliert werden. Nach der Einteilung von Lands u. Mitarb. (27) in Beta-1/Beta-2-Rezeptoren gibt es jetzt drei Gruppen von Beta-Rezeptoragonisten und -antagonisten.

Wir unterscheiden folgende Agonisten:

a) Substanzen wie Isoprenalin, die sowohl Beta-1 als auch Beta-2-Rezeptoren stimulieren.
b) Beta-2-selektive Stimulatoren, z.B. Terbutalin (31) und Salbutamol (9), die die Bronchien ausdehnen können ohne eine starke Herzstimulierung hervorzurufen.
c) Beta-1-selektive, z.B. H 133/22 (14), die das Herz stimulieren ohne eine Gefäßerweiterung hervorzurufen.

Zu den Antagonisten zählen wir:

a) Nicht selektive, z.B. Propranolol, Alprenolol und Timolol, die hauptsächlich in der Behandlung von kardiovaskulären Erkrankungen eine große Bedeutung haben,
b) beta-2-selektive, z.B. H 35/25 (28, 35) und Butoxamin (39), die noch nicht zum klinischen Einsatz gekommen sind,
c) beta-1-selektive, z.B. Praktolol (18), Metoprolol (1) und Atenolol (6). Die beta-1-selektiven Blocker haben große klinische Bedeutung erlangt. Diese Substanzen verursachen die Hemmung adrenerger Herzstimulierung in einer niedrigeren Dosis als sie zur Hemmung von adrenerger Broncho- oder Vasodilatation erforderlich ist.

Gegenwärtig scheint die Beta-1/Beta-2-Terminologie von Lands u. Mitarb. (27) eine praktisch verwendbare Einteilung für Beta-Rezeptoraktive Substanzen darzustellen. Gewisse neue Forschungsergebnisse deuten jedoch an, daß dieses Konzept einer Überprüfung bedarf.

2. Zeichnen sich die Beta-1- und Beta-2-Rezeptoren durch absolute Organseparation aus?

Die Grundlage für die Idee der Einteilung in zwei Typen von Beta-Rezeptoren bildet die Tatsache, daß eine Reihe von Beta-Rezeptoragonisten bei der Prüfung an verschiedenen Organen zwei bestimmte Wirkungsmuster zeigten. Unter den geprüften Substanzen waren auch die zwei endogenen Katecholamine, Noradrenalin und Adrenalin, deren Daten zeigten, daß Noradrenalin die höchste relative Affinität für den Beta-1 bezeichneten Rezeptortyp hat, während Adrenalin die höchste relative Affinität zum Beta-2 genannten Rezeptortyp hat.
Während der pharmakologischen Bestimmung von selektiven Antagonisten verzeichneten wir verschiedenartige Blockademuster, was nicht mit der von Lands u. Mitarb. (27) vertretenen absoluten Organseparation von Beta-1- und Beta-2-Rezeptoren übereinstimmt. Es wurde festgestellt (11), daß beta-1-selektive Blocker z.B. die Herzreaktion auf Noradrenalin mehr als die auf Isoprenalin hemmten, welche wiederum stärker als die Reaktion auf Adrenalin blockiert wurde (Abb. 2). Beta-2-Blocker riefen eine unterschiedliche Blockade in umgekehrter Reihenfolge hervor, während ein nicht selektiver Blocker die Effekte der Agonisten ungefähr im gleichen Ausmaß hemmte. Ähnlich unterschiedliche Blockade-

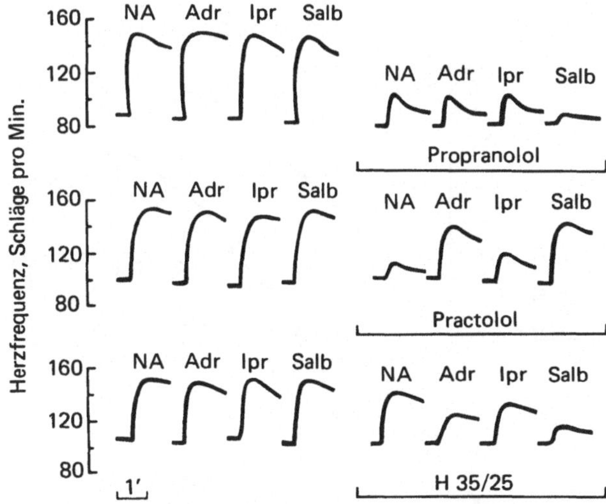

Abb. 2. Beeinflussung der Herzfrequenz. Isoliertes Katzenherz, chronotrope Reaktion auf injiziertes Noradrenalin (NA) (O,1-O,2 µg), Adrenalin (Adr) (O,2-O,3 µg), Isoprenalin (Ipr) (O,O1 µg) und Salbutamol (Salb) (O,7-1 µg) vor und während der Perfusion mit Propranolol (O,O1 µg/ml Perfusionsflüssigkeit), Practolol (O,1 µg/ml) und H 35/25 (O,1 µg/ml) (12)

muster erreichte man mit selektiven Antagonisten in Studien von Beta-Rezeptor übertragene Herzstimulierung bei Katzen, Hunden und Menschen, in Studien betreffend die Relaxation der glatten Bronchialmuskeln bei Meerschweinchen, Katzen und Menschen und in Studien der Fettgewebe-lipolyse bei Hunden und Menschen (2, 4, 11, 12, 13, 22).

Eine unterschiedliche Blockade der beschriebenen Art stimmt nicht mit der konkurrierenden Interaktion an einem Rezeptortyp, beispielsweise Beta-1-Rezeptoren, im Herzen überein. Die Ergebnisse könnten jedoch durch die Annahmen erklärt werden

a) daß es sowohl Beta-1- als auch Beta-2-Rezeptoren gibt, die ein und dieselbe Wirkung übertragen, und
b) daß die relative Häufigkeit oder Konzentration von Beta-1- und Beta-2-Rezeptoren in verschiedenen Effektororganen variiert (11, 12, 13).

Es gibt also z.B. im Herzen und im Fettgewebe hauptsächlich Beta-1-Rezeptoren, während die glatten Bronchial- und Gefäßmuskeln hauptsächlich Beta-2-Rezeptoren besitzen. Wieviele Rezeptoren eines jeden Typs bei einer bestimmten Wirkung stimuliert werden, beruht auf der relativen Affinität des Agonisten für Beta-1- und Beta-2-Rezeptoren und der relativen Konzentration der beiden Rezeptortypen. Die Herzwirkung auf Noradrenalin z.B. scheint mehr oder weniger auf der Stimulierung von Beta-1-Rezeptoren zu beruhen und ist auf die relativ hohe Konzentration von Beta-1-Rezeptoren im Herzen und auf die selektive Affinität von Noradrenalin für Beta-1-Rezeptoren zurückzuführen. Unsere Ergebnisse deuten außerdem an, daß bei derselben Herzwirkung auf Adrenalin eine bedeutende Anzahl von Beta-2-Rezeptoren mitwirkt. Diese Konzeption scheint auch auf menschliche Beta-Rezeptoren anwendbar zu sein. Im isolierten menschlichen Atriumgewebe hemmte demzufolge der selektive Blocker Metoprolol die inotrope Reaktion auf Noradrenalin mehr als die auf Adrenalin, während der nicht selektive Blocker Propranolol keine solche unterschiedliche Blockade aufwies (2, Abb. 3).

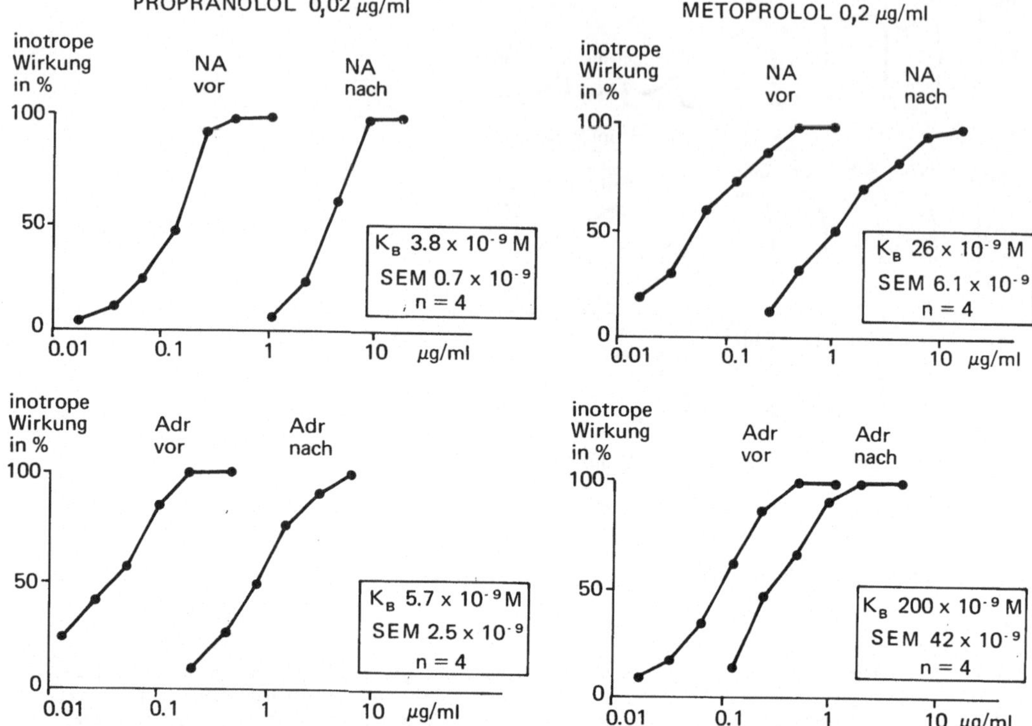

<u>Abb. 3.</u> Selektive und nicht selektive Beta-Blockade nach Rezeptorenstimmulierung (3). Isolierte Muskelstränge des menschlichen Atriumappendix, die in einem Organbad suspendiert und mit 1 Amp/Sek elektrisch stimuliert wurden. Muskelstränge werden mit 6-OH-Dopamin (17 µg/ml 30 Min vorbehandelt), dann mit Kokain, das während des ganzen Experiments zugeführt wird weiterbehandelt. Wirkungen von Propranolol (0.02 µg/ml) und Metoprolol (H 93/26) (0.2 µg/ml) auf die inotropen Reaktionen auf Noradrenalin (NA) und Adrenalin (Adr). Die Dosis-Wirkung-Kurve der Agonisten stammt von einem Versuch und die K_B-Werte mit SEM stammen von 4 Versuchen

Die verschiedene Wirksamkeit von beta-1-selektiven Blockern bezüglich einer bestimmten Wirkungshemmung von Noradrenalien und Adrenalin könnte sich als klinisch wichtig erweisen. Von einem beta-1-selektiven Blocker könnte man erwarten, daß er eine Beta-Rezeptor vermittelte Wirkung, die durch Noradrenalin aus den adrenergen Nerven hervorgerufen wird, zu einem größerem Ausmaß hemmen würde als eine Wirkung durch Adrenalin, das von der adrenalen Medulla freigesetzt wird.

Es ist ganz offenbar, daß noch sehr viel zu tun verbleibt, um die Bedeutung dieses veränderten Beta-Rezeptorbildes zu klären. Eine wichtige Aufgabe wird es sein, die relative Häufigkeit von Beta-1- und Beta-2-Rezeptoren in einem bestimmten Organ bei verschiedenen Spezies zu erforschen, sowie individuelle Variationen, insbesondere beim Menschen, zu studieren. Solche Studien könnten klären, warum Patienten auf beta-1-selektive Blocker verschieden reagieren. Der bronchospastische Effekt des hochselektiven Blockers Praktolol bei bestimmten Patienten (37) dürfte darauf beruhen, daß bei diesen Patienten Beta-1-Rezeptoren bei der Übertragung der Relaxation der glatten Bronchialmuskeln eine bedeutende Rolle spielen. Diese modifizierte Rezeptorkonzeption könnte weiters erklären, warum Patienten mit okklusiven

Erkrankungen der Atemwege eine Beta-Blocker-Behandlung vertragen, wenn
man ihnen einen Beta-1-Blocker in Kombination mit einem Beta-2-Agoni-
sten verabreicht (21).

Eine Konsequenz dieser Konzeption ist außerdem, daß es unmöglich
zu sein scheint, Beta-Rezeptoragonisten oder -antagonisten mit absolu-
ter Organselektivität zu entwickeln, wobei die Konzentration des unter-
geordneten Rezeptors in dem Organ den begrenzenden Faktor für die
Selektivität darstellt.

Der obenbesprochene Rezeptorbegriff hat offensichtliche Folgen für
die experimentellen Methoden zur Charakterisierung von Beta-Blockern.
Konventionelle Interaktionsstudien mit Isoprenalin an verschiedenen
Effektor-Organ-Wirkungen können Aufschluß über Typ und Grad der Selektivität eines Blockers im Vergleich zu einem anderen geben. Solche
Daten werden jedoch nicht über ihre relative Wirksamkeit als Hemmung
von Beta-Rezeptor übertragenen Effekten die durch die endogenen Agonisten Noradrenalin und Adrenalin verursacht werden, Aufschluß geben.

3. Charakterisierung von Beta-Blockern

In Tabelle 1 sind die für die Charakterisierung der pharmakologischen
Eigenschaften eines Beta-Blockers wichtigsten Faktoren aufgezählt.
Die klinischen Wirkungsweisen verschiedener Beta-Blocker können sich
voneinander unterscheiden, vor allem aufgrund des unterschiedlichen
Grades der Beta-1-/Beta-2-Selektivität (siehe unten). Unterschiedlich-
keiten in der betamimetischen Aktivität mögen auch einen beitragenden
Faktor darstellen, dessen klinische Bedeutung noch nicht genügend erforscht ist. Der am meisten diskutierte unspezifische Effekt von Beta-
blockern ist eine membranstabilisierende Wirkung, die sich u.a. in
einer Herzdepression ausdrückt. Es ist nun anerkannt, daß diese membranstabilisierende Wirkung nicht zu den klinischen Effekten gewöhnli-
cher therapeutischer Dosen der bisher registrierten Beta-Blocker bei-
trägt (20, 23).

Weitere Unterschiede in den klinischen Wirkungsweisen von Beta-
blockern dürften auf Variationen in den pharmakokinetischen Eigenschaften, wie z.B. der Verteilung zum Gehirn und Bildung von biologisch ak-
tiven Metaboliten, beruhen. Vom hydrophilen Beta-blocker Praktolol
wurde behauptet, daß nur ein sehr kleiner Teil zum Gehirn weitergelei-

Tabelle 1. Wichtige Faktoren zur Charakterisierung von adrenergen Beta-Rezeptorblockern

---

A. Pharmakodynamische Eigenschaften

- Betarezeptor-Wechselwirkung:

  Affinität zu Beta-1- und Beta-2-Rezeptoren

  Eigenwirkung

- Andere Wirkungen

B. Pharmakokinetische Eigenschaften

- Absorption

- Verteilung

- Stoffwechselschicksal

- Exkretion

<u>Tabelle 2.</u> Anästhetisierte, mit Reserpin vorbehandelte Katzen. Annähernde Vergleichsdaten einiger Betablocker betreffend ihre Wirksamkeit bei der Hemmung kardialer chronotroper und peripherer vasodilatatorischer Reaktionen auf Isoprenalin und bezüglich die Eigenwirkung auf Betarezeptoren, die eine Steigerung der Herzfrequenz hervorruft. Die ED_{50}-Blockadewerte zeigen die Dosis des Betablockers an, die eine 50%ige Herabsetzung einer submaximalen Kontrollreaktion auf Isoprenalin hervorruft. Die Eigenwirkung wird als die maximale chronotrope Wirkung einer Substanz im Verhältnis zur der von Isoprenalin ausgedrückt. Betreffend eingehendere Angaben über die Versuchstechnik siehe Åblad u. Mitarb. (1)

Substanz	Hemmung von Isoprenalineffekten ED_{50} mg/kg i.v.		Eigenwirkung % von Isoprenalin
	Herzfrequenz	Peripherer Gefäßwiderstand	
Metoprolol	0,3	5	0
Atenolol	0,3	5	0
Practolol	0,5	35	25
Tolamolol	0,1	1,5	15
Propranolol	0,1	0,1	0
Timolol	0,01	0,01	0
Alprenolol	0,1	0,1	25
Oxprenolol	0,1	0,1	30
Pindolol	0,005	0,005	50

tet wird (32). Studien an Hunden durch Fellenius (persönliche Mitteilung) zeigen jedoch an, daß bei intravenöser Gabe der Substanz bedeutende Konzentrationen Praktolol in der Cerebrospinalflüssiqkeit vorgefunden wurden. Man hat jedoch herausgefunden, daß Praktolol die Blut-Hirn-Schranke langsamer passiert als die fettlöslichen Blocker Alprenolol und Metoprolol. Die funktionelle Bedeutung der Stoffwechselprodukte der meisten Beta-Blocker ist unvollständig erforscht, doch wurden nach oraler Gabe von Propranolol (16) und Alprenolol (3) betahemmende Metaboliten im Plasma festgestellt. Für eine eingehendere Diskussion der Pharmakokinetik von Beta-Adrenozeptorantagonisten möchte ich auf den kürzlich erschienenen Aufsatz von Johnsson und Regårdh (25) hinweisen.

Tabelle 2 zeigt Vergleichsdaten einiger klinisch gebräuchlicher Beta-blocker bezüglich ihre Hemmung der kardialen chronotropen (hauptsächlich beta-1-vermittelten) und peripheren vasodilatatorischen (hauptsächlich beta-2-vermittelten) Reaktionen auf Isoprenalin an anästhetisierten und mit Reserpin vorbehandelten Katzen. Weiter zeigt die Tabelle den Effekt der beta mimetischen Eigenwirkung auf die Herzfrequenz. Nach den Ergebnissen in Tabelle 2 können die Blocker in zwei Gruppen aufgeteilt werden:

a) Blocker mit Beta-1-Selektivität verschiedenen Ausmaßes, z.B. Metoprolol und

b) Blocker ohne signifikante Selektivität für eine der beiden Betarezeptorgruppen, z.B. Propranolol.

Innerhalb jeder Gruppe gibt es Substanzen, denen eine Eigenwirkung fehlt und andere, die eine solche Wirkung in verschiedenem Ausmaße besitzen.

Reserpinisierte und vagotomisierte Katzen

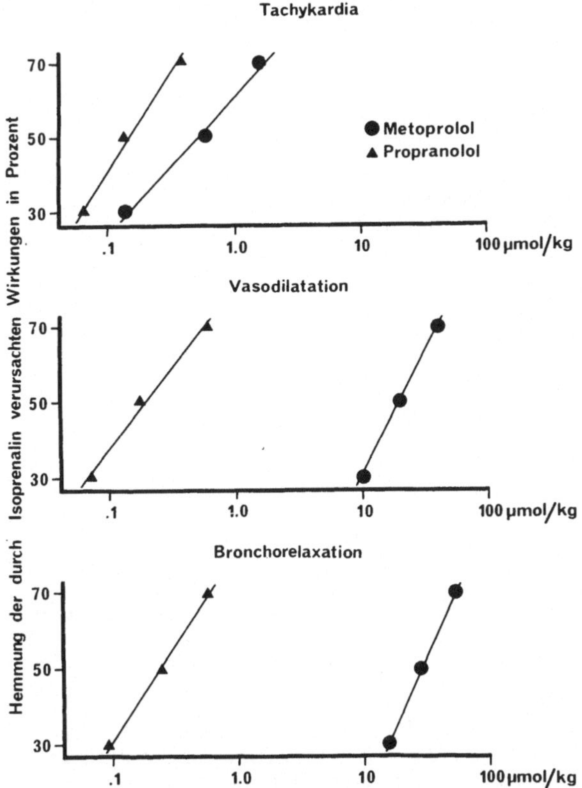

<u>Abb. 4.</u> Wirkungsvergleich von Propranolol und Metoprolol. Mit Reserpin vorbehandelte, anästhetisierte vagotomisierte Katzen. Hemmende Effekte von Metoprolol und Propranolol auf submaximale Tachykardie, vasodilatatorische und bronchodilatatorische Effekte von Isoprenalin. Vasomotorische Interaktion, die mittels Registrierung des Perfusionsdrucks in einem Hinterbein studiert wurde, das bei konstantem Durchfluß autoperfundiert wurde. Die Tonusinteraktion der glatten Bronchialmuskeln wurde gemäß Konzett-Rössler, 1940, untersucht

4. Vergleich der pharmakodynamischen Effekte von nicht selektiven und beta-1-selektiven Blockern.

Der folgende Teil dieser Präsentation ist hauptsächlich einem Vergleich der pharmakodynamischen Eigenschaften des nicht selektiven Blockers Propranolol und des beta-1-selektiven Blockers Metoprolol gewidmet. Beide Substanzen besitzen keine Eigenwirkung. Abb. 4 zeigt die Wirkungen der beiden Blocker betreffent die Hemmung der kardialen chronotropen, peripheren vasodilatatorischen und bronchodilatatorischen Reaktionen auf Isoprenalin an anästhetisierten Katzen (30). Propranolol hemmt alle diese Reaktionen mit etwa derselben Dosis. Bezüglich der Hemmung der hauptsächlich beta-1-übertragenen chronotropen Herzstimulierung war Metoprolol beinahe gleich wirksam wie Propranolol, jedoch bedeutend weniger wirksam bei der Hemmung der hauptsächlich beta-2-übertragenen Vaso- und Bronchodilatation.

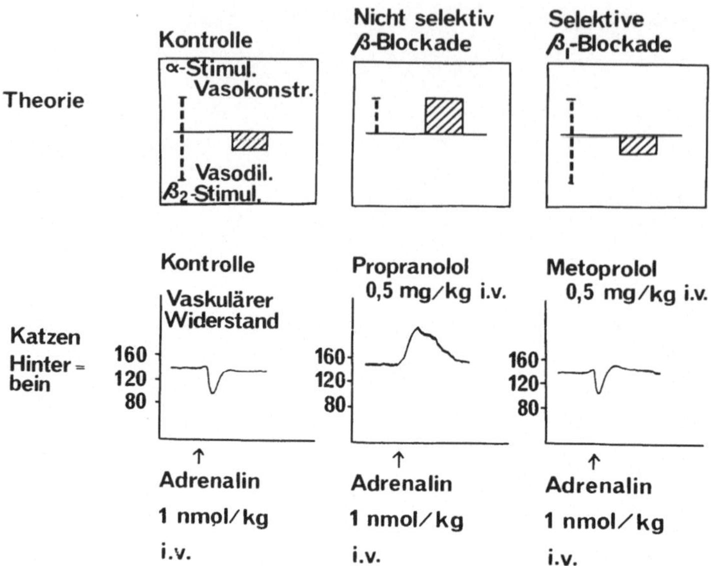

Abb. 5. Die Wirkungen von Adrenalin auf den Gefäßwiderstand in den Skelettmuskeln vor und nach Verabreichung von selektiven und nicht-selektiven Beta-blockern. Das obere Kästchen stellt die theoretisch zu erwartenden Wirkungen dar und das untere Kästchen die tatsächlichen Daten des Perfusionsdrucks (Gefäßwiderstand) bei konstanter Perfusionsgeschwindigkeit im Hinterbein der Katze

Hinsichtlich der Beta-Rezeptor-übertragenen Effekte der endogenen Katecholamine Noradrenalin und Adrenalin zeigt Noradrenalin eine Selektivität für Beta-1-Rezeptoren, während Adrenalin eine gewisse Beta-2-Selektivität aufweist (siehe oben). Ein vorherrschender hämodynamischer Effekt von Adrenalin ist die Erweiterung der Widerstandsgefäße im Skelettmuskel. Wie die schematische Abbildung 5 zeigt, beruht dieser vasodilatatorische Effekt von Adrenalin auf der beta-2-übertragenen Erschlaffung der vaskulären glatten Muskeln. Gleichzeitig verursacht Adrenalin eine kleinere alpha-übertragene Vasokonstriktion, die der obengenannten Wirkung entgegenarbeitet. Bei Gabe von Propranolol wird der vasodilatatorische Effekt von Adrenalin in eine Vasokonstriktion umgewandelt (Abb. 5). Der nicht selektive Blocker hat die beta-2-übertragene Vasodilatation verhindert und die alpha-übertragene Vasokonstriktion freigelegt. Bei Gabe von Metoprolol bleibt der vasodilatatorische Effekt von Adrenalin allerdings bestehen (Abb. 5), da der beta-1-selektive Blocker den beta-2-übertragenen vasodilatatorischen Effekt von Adrenalin nicht signifikant beeinflußt hat.
   Aufgrund dieses Unterschiedes könnte erwartet werden, daß die beiden Blockertypen bei erhöhtem Plasma-Adrenalin-Spiegel verschiedene Wirkungen auf die allgemeine Hämodynamik hätten (vgl. Abb. 6). Anästhetisierten Hunden wurde eine niedrige Dosis Adrenalin vor und nach Gabe steigender Dosen der zwei Blocker verabreicht, wobei man die Reaktion auf den mittleren arteriellen Blutdruck registrierte (19). Schon eine sehr niedrige Dosis Propranolol verstärkte die Blutdruckreaktion auf Adrenalin. Dieser Effekt von Propranolol könnte mit der Hemmung der beta-2-übertragenen Vasodilatation durch Adrenalin, z.B. in den Skelettmuskeln, zusammenhängen, wobei gleichzeitig der alpha-übertragene vasokonstriktorische Effekt des Adrenalins freigelegt wurde. Metoprolol andererseits beeinflußte die Blutdruckreaktion auf Adrenalin nach Dosen bis zu 0.5 mg/kg nicht. Der Plasma-Metoprolol-Spiegel nach der

Anästhesierte, vagotomisierte Hunde

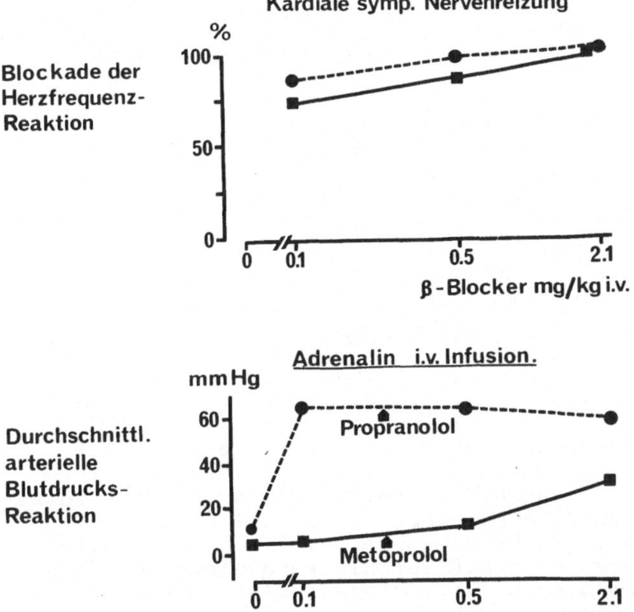

Abb. 6. Wirkungsvergleich von Propranolol und Metoprolol. Oberes Kästchen: Prozentuale Hemmung der Herzfrequenz-Reaktion auf kardiale sympathische Nervenstimulierung durch Metoprolol ($n = 5$) oder Propranolol ($n = 5$). Unteres Kästchen: Reaktion des durchschnittlichen arteriellen Blutdrucks auf i.v. zugeführtes Adrenalin vor und nach Verabreichung von Metoprolol ($n = 5$) oder Propranolol ($n = 5$)

0.5 mg/kg-Dosis war ungefähr 300 ng/ml. Das ist der doppelte maximale Plasma-Spiegel, der bei Hypertoniepatienten, die mit Metoprolol behandelt wurden, beobachtet worden ist (7). Bei Dosen von 2.1 mg/kg und mehr verursachte Metoprolol eine gewisse Verstärkung der Druckreaktion auf Adrenalin bei Hunden (Abb. 6). Dies deutet an, daß Metoprolol eine gewisse Beta-2-Rezeptorblockade hervorrufen kann, wenn es in Dosen verabreicht wird, die höhere Plasma-Metoprolol-Spiegel verursachen als gewöhnlicherweise am Menschen verwendete Dosen.

Das obere Diagramm in Abbildung 6 zeigt, daß bei denselben Experimenten Propranolol und Metoprolol eine gleich starke Hemmung der beta-1-übertragenen, positiven chronotropen Reaktion auf einen submaximal starken elektrischen Reiz der kardialen sympathischen Nerven bewirken. Schon eine Dosis der Antagonisten von 0.1 mg/kg verringert den relativ starken Reiz (2-4 Hz) um ca. 80%. Diese Wirkung deutet wahrscheinlich auf einen therapeutisch grundlegenden Effekt der Beta-Blocker hin, nämlich die Abschwächung der sympathischen Nervenaktivierung von Herzfrequenz und kardialer Kontraktilität.

Eine Möglichkeit, diesen Effekt am Menschen zu studieren, ist festzustellen, wie stark die Beta-Blocker eine arbeitsbedingte Tachykardie herabsetzen können. In Tabelle 3 sind Einzeldosen einer Reihe von Beta-Blockern aufgezählt, die eine ungefähr gleiche Reduktion von arbeitsbedingter Tachykardie hervorrufen. Propranolol und Metoprolol haben sich als beinahe äquipotent erwiesen - ein Beweis dafür, daß die Reduktion auf der Beta-1-Blockade beruht. In der zweiten Reihe der

Tabelle 3. Vergleichsdaten einiger Betablocker

Substanz	I Reduktion der Herzfrequenz bei Belastung. Orale Vergleichsdosen, mg	II Gewöhnliche Tagesdosis bei Hypertoniebehandlung, mg
Propranolol	40	~ 160
Oxprenolol	40 - 60	~ 160
Alprenolol	100	~ 400
Pindolol	2 - 5	~ 10
Timolol	5	~ 20
Metoprolol	50	~ 200
Atenolol	50	~ 200

Tabelle 3 sind gewöhnliche Tagesdosen von Beta-Blockern dargestellt, die ähnliche antihypertensive Wirkungen bei Dauerbehandlung hervorrufen. Das Verhältnis zwischen der antihypertensiven Dosis und der Dosis, die eine arbeitsbedingte Tachykardie herabsetzt, ist bei allen Substanzen ungefähr dasselbe. Es ist sehr wahrscheinlich, daß der antihypertensive Effekt dieser Substanzen auf der Blockade einer oder mehrerer beta-1-übertragenen Wirkungen beruht, die die Blutdruckkontrolle beeinflussen. Dieser Dosiszusammenhang bei der Hypertoniebehandlung gilt auch für die Verwendung dieser Substanzen bei der Behandlung von Angina Pectoris und kardialen Arrhythmien. Deshalb kann mit großer Wahrscheinlichkeit angenommen werden, daß der therapeutische Effekt dieser Substanzen bei Hypertonie, Angina Pectoris und kardialen Arrhythmien auf der Beta-1-Rezeptorblockade beruht.

Was ist die klinische Bedeutung der Beta-2-Rezeptorblockade, die von nicht selektiven Blockern wie Propranolol in therapeutischen Dosen hervorgerufen wird, jedoch nicht von einem beta-1-selektiven Blocker wie Metoprolol? Hier werden vier hauptsächlich beta-2-vermittelte Effekte diskutiert:

a) Unter den Mechanismen, die Tremor hervorrufen, wird einer von Beta-2-Rezeptoren übertragen, die in den Skelettmuskeln liegen (8). Es ist bekannt, daß Beta-2-Agonisten, die bei der Asthmabehandlung verwendet werden, Tremor hervorrufen. Dieser Effekt kann durch einen nicht selektiven Beta-Rezeptorantagonisten blockiert werden, während ein beta-1-selektiver Blocker viel weniger effektiv ist (33).

b) Der Tonus der glatten Bronchialmuskeln kann durch einen Betarezeptor-übertragenen Prozeß herabgesetzt werden; in diesen Prozeß sind hauptsächlich Beta-2-Rezeptoren verwickelt (22). Abbildung 7 zeigt einen Wirkungsvergleich zwischen 40 mg Propranolol und 50 mg Metoprolol - Dosen, die die gleiche Reduktion einer Arbeitstachykardie hervorrufen (26) - auf die Sekundenkapazität (FEV1) bei 12 Patienten mit obstruktiven Lungenerkrankungen (34). Verglichen mit einem Placebo setzte Propranolol das FEV1 um 22% herab, während die Reduktion durch Metoprolol signifikant geringer war und nur 7% betrug. Die verschiedenen Wirkungen der beiden Blocker deuten an, daß Propranolol hauptsächlich durch die Hemmung der beta-2-vermittelten Bronchodilatation eine Bronchokonstriktion hervorrief.
Es sollte allerdings betont werden, daß es in den Bronchien auch Beta-1-Rezeptoren gibt, die eine Bronchodilatation vermitteln (siehe oben). Diese Endeckung dürfte erklären, warum bei Gabe von beta-1-selektiven Blockern wie Metoprolol, Atenolol oder Praktolol

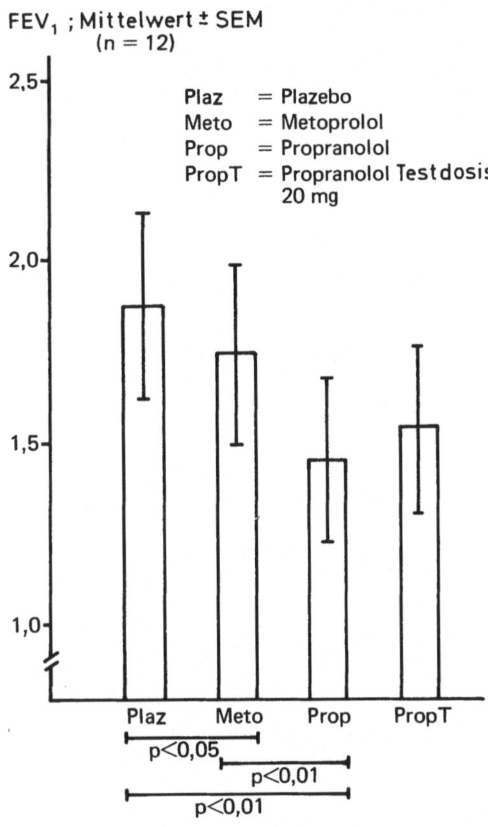

Abb. 7. Wirkungsvergleich von Propranolol und Metoprolol auf die Sekundenkapazität (FEV₁). FEV₁ (Mittelwert ± SEM) in 12 asthmatischen Patienten, mit Plazebo Behandlung (Plaz), Metoprolol 50 mg 3 x tägl. (Meto), Propranolol 40 mg 3 x tägl. (Prob) und nach einer einzigen Testdosis von Propranolol 20 mg (PropT). Die Werte der der Figur sind Mittelwerte von vier Registrierungen bei pro Patient während 2 Behandlungstagen (33)

über eine Verschlimmerung eines Bronchialasthmas bei bestimmten Patienten berichtet wurde. Es wurde allerdings bewiesen, daß der bronchodilatatorische Effekt von Beta-2-Rezeptoragonisten, wie Terbutalin, bei Patienten unter Metoprolol-Behandlung anhält, während der bronchodilatatorische Effekt solcher Agonisten bei der Behandlung mit einem nicht selektiven Beta-Blocker bedeutend gehemmt wird (Svedmyr, persönliche Mitteilung). Dieser Umstand ist von wichtiger klinischer Bedeutung. Die Kombinationsbehandlung mit einem Beta-1-Blocker und einem Beta-2-Agonisten ist deshalb eine praktische Alternative für Hypertonie- oder Angina-Patienten mit Bronchialasthma, wobei der Beta-1-Blocker den Blutdruck oder die Angina und Beta-2-Agonisten des Asthma kontrollieren. Nicht selektive Betablocker bilden bei Asthmapatienten eine Kontraindikation; man kann sie daher nicht mit Beta-2-Agonisten kombinieren.

c) Wie bereits erwähnt gibt es in den Widerstandsgefäßen, beispielsweise in den Skelettmuskeln, eine adrenerg induzierte vasodilatatorische Funktion, deren Effekt durch zirkulierendes Adrenalin über Beta-2-Rezeptoren in den glatten vaskulären Muskeln hervorgerufen wird. Johnsson (24) untersuchte an freiwilligen Versuchspersonen, wie Propranolol oder Metoprolol die hämodynamischen Effekte auf Adrenalin beeinflußten. Die zwei Blocker wurden in Dosen verabreicht, die die gleiche Reduktion einer belastungsbedingten Tachykardie hervorriefen. Sie verursachten allerdings verschiedene Interaktionsmuster mit Adrenalin (Abb. 8). Adrenalin allein verringerte den Gefäßwiderstand im Unterarm und hatte eine Tendenz zur Herabsetzung des arteriellen Blutdrucks. Metoprolol veränderte diese Effekte

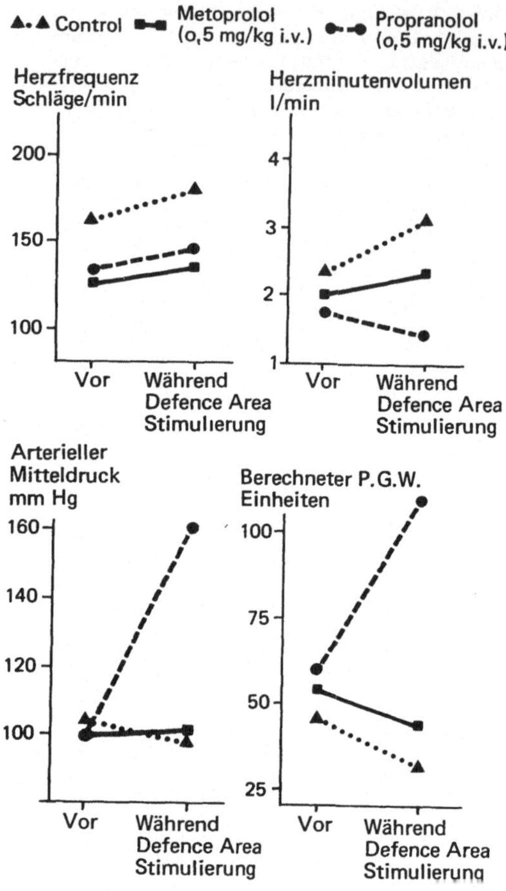

Abb. 8. Hämodynamische Wirkung von Metoprolol und Propranolol. Mit Methscopolamin behandelte Hunde bei vollen Bewußtsein. Mittelwerte von sechs Versuchen

von Adrenalin nicht. Propranolol veränderte jedoch den vasodilatatorischen Effekt von Adrenalin zu einer Vasokonstriktion, was zu einem erhöhtem Blutdruck mit einer markanten reflektorischen Bradykardie führte. In eingehenderen Tierstudien haben wir gefunden, daß dieses Adrenalin-Propranolol-Interaktionsmuster mit einer Erhöhung des diastolischen Linkskammervolumens und einem verringerten Schlagvolumen verbunden ist. Johnsson (24) fand, daß Adrenalin nach Behandlung mit Propranolol den Pulsdruck senkte, wofür ein herabgesetztes Schlagvolumen Ursache sein könnte (Abb. 8).
Die Kombination von Propranolol und Adrenalin kann äußerst grundlegende Veränderungen der allgemeinen Hämodynamik hervorrufen, was in erster Linie das Ergebnis eines erhöhten peripheren Gefäßwiderstandes im Verein mit kardialer Beta-blockade ist. Die Plasmakonzentration von Adrenalin war in der Studie von Johnsson (24) ungefähr 1 ng/ml. Adrenalinspiegel dieser Höhe wurden bei verschiedenen Streßsituationen festgestellt (10, 36). In Situationen mit erhöhter Adrenalinfreisetzung würde man deshalb erwarten, daß der arterielle Blutdruck bei Patienten, die mit einem nicht selektiven Beta-Blocker behandelt wurden, höher ist als bei solchen, die mit einem beta-1-selektiven Blocker behandelt werden. Diese Wirkung wurde bei Patienten mit Insulinhypoglykämie (17) festgestellt, welche bekanntlich

mit erhöhten Plasma-Adrenalin-Spiegeln einhergeht. (36). Situationen
mit hohen emotionellen Spannungen haben bei gewissen Patienten oft
eine signifikante Adrenalinämie zu Folge: es wäre deshalb interessant, die kardiovaskulären Effekte der beiden Beta-Blockertypen
unter solchen Bedingungen zu vergleichen.

d) Tabelle 1 stellt einige der vielen adrenergen Mechanismen dar, die
bei der Anpassung des Stoffwechsels mitwirken. Eine Wirkung, die
erst kürzlich Aufsehen erregt hat, ist eine durch Beta-2-Rezeptoren
übertragene Stimulierung der Insulinfreisetzung von den Betazellen
im Pankreas (29). Es gibt Anzeichen dafür, daß diese Rezeptoren bei
gewissen Patienten bei der Insulinfreisetzung aufgrund einer Glukosebelastung mitwirken (15). Diese Resultate werden durch Befunde
bestätigt, die Waal-Manning (38) an einer Reihe von Patienten mit
Hypertonie und Diabetes gemacht hat. Diese Patienten standen in
Dauerbehandlung mit nicht selektiven Betablockern. Von dieser Therapie ging man auf die Behandlung mit dem beta-1-selektiven Blocker
Metoprolol über. Es wurden die Plasmaglukose- und Insulinreaktionen
auf eine Glukosebelastung während der zwei verschiedenen Behandlun-
gen verglichen und festgestellt, daß die Plasma-Insulin-Spiegel bei
Glukosebelastung während der Behandlung mit Metoprolol höher waren
als während der Behandlung mit nicht selektiven Blockern. Bei sechs
der sechzehn Patienten stieg der Plasma-Glukose-Spiegel während der
Metoprolol-Behandlung signifikant geringer als während der Behandlung mit nicht selektiven Blockern. Diese Ergebnisse könnten auf
einen klinisch signifikanten Unterschied zwischen nicht selektiven
und beta-1-selektiven Blockern bezüglich ihrer Wirkung auf die adrenerge Kontrolle der Insulinfreisetzung hindeuten. Es soll jedoch
betont werden, daß es weiterer Untersuchungen bedarf, um die Bedeutung des einen oder anderen Aspekts hinsichtlich der metabolischen
Wirkungen bei der Dauerbehandlung mit Beta-Blockern endgültig fest-
zulegen.

5. Zusammenfassung

Es wird eine kurze Übersicht über die Adrenozeptor-Idee und die allgemeinen pharmakologischen Eigenschaften von Beta-Adrenozeptorantagonisten gegeben. Es werden die pharmakodynamischen Eigenschaften nicht
selektiver Beta-1/Beta-2-Rezeptorantagonisten und beta-1-selektiver
Antagonisten verglichen. Diese beiden Substanztypen weisen eine Ähnlichkeit darin auf, daß sie im großen und ganzen gesehen therapeutisch
bei Hypertonie, Angina Pectoris und kardialen Arrhythmien ähnlich
wirksam sind. Diese Effekte sind hauptsächlich von der Hemmung beta-1-
vermittelter Organreaktionen abhängig. Die Unterschiede zwischen den
zwei Substanztypen werden diskutiert. Verglichen mit einem nicht selektiven Blocker würde man deshalb erwarten, daß ein beta-1-selektiver
Blocker folgende Wirkungen hervorruft:

a) Einen deutlicheren antihypertensiven und antianginalen Effekt bei
Situationen mit erhöhtem Plasma-Adrenalin-Spiegel,
b) eine geringere Bronchokonstriktion bei Patienten mit obstruktiven
Erkrankungen der Atemwege,
c) eine geringere Hemmung der Insulinfreisetzung,
d) eine geringere Hemmung von adrenerg induziertem Tremor.

Diese Wirkungen (a-d) hängen hauptsächlich von der Hemmung beta-2-ver-
mittelter Effekte ab.

Literatur

1. Åblad, B., Carlsson, E., Ek, L.: Pharmacological studies of two cardioselective adrenergic β-receptor antagonists. Life Sci. __12__, 107 (1973)
2. Åblad, B., Carlsson, B., Carlsson, E., Dahlöf, C., Ek, L., Hultberg, E.: Cardiac effects of β-adrenergic receptor antagonists. The Myocardium. Adv. Cardiol. __12__, 290 (1974a)
3. Åblad, B., Borg, K.O., Johnsson, B., Regårdh, C.-G., Sölvell, L.: Combined pharmacokinetic and pharmacodynamic studies on alprenolol und 4-hydroxy-alprenolol in man. Life Sci. __14__, 693 (1974b)
4. Åblad, B., Borg, K.O., Carlsson, E., Ek, L., Johnsson, G., Malmfors, T., Regårdh, C.-G.: A survey of the pharmacological properties of metoprolol in animals and man. Acta Pharmacol. Toxicol. (Kbh) __36__ (Suppl. 5), 7 (1975)
5. Ahlquist, R.P.: A study of the adrenotropic receptors. Am. J. Physiol. __153__, 586 (1948)
6. Barrett, A.M., Carter, J., Fitzgerald, J.D., Hull, R., Le Count, D.: A new type of cardioselective adrenoceptive blocking drug. Br. J. Pharmacol. __48__, 340P (1973)
7. Bengtsson, C., Johnsson, G., Regårdh, C.-G.: Plasma levels and effects of metoprolol on blood pressure and heart rate in hypertensive patients after an acute dose and between two doses during long-term treatment. Clin. Pharmacol. Ther. __17__, 400 (1975)
8. Bowman, W.C., Nott, M.W.: Actions of some sympathomimetic bronchodilator and beta-adrenoceptor blocking drugs on contractions of the cat soleus muscle. Br. J. Pharmacol. __38__, 37 (1970)
9. Brittain, R.T., Farmer, J.B., Jack, D., Martin, L.-E., Simson, W.T.: Alpha-(t-butylamino)methyl-4-hydrocy-m-xylene-α^1-α^2-diol (AH3365): A selective β-adrenergic stimulant. Nature __219__, 862 (1968)
10. Callingham, B.A.: The Catecholamines. Adrenaline, noradrenalin. In: Hormones in blood, Vol. 2. Gray, Bacharach, (eds.), p. 519. London: Academic Press 1967
11. Carlsson, E.: Differentiated blockade of the chronotropic effects of various stimuli in the cat heart. Acta Pharmacol. Toxicol. (Kbh) __31__ (Suppl. 1), 63 (1972)
12. Carlsson, E., Carlsson, B.: Evidence for two β-receptor populations mediating the same adrenergic response in the cat heart (in Druck)
13. Carlsson, E., Åblad, B., Brändström, A., Carlsson, B.: Differentiated blockade of the chronotropic effects of various adrenergic stimuli in the heart. Life Sci. __11__, 953 (1972)
14. Carlsson, E., Dahlöf, C.-G., Hedberg, A., Persson, H., Tångstrand, B.: Differentiation of cardiac chronotropic and inotropic effects of β-adrenoceptor agonists. Arch. Pharmacol. __300__, 101 (1977)
15. Cerasi, E., Luft, R., Efendić, S.: Effect of adrenergic blocking agents on insulin response to glucose infusion in man. Acta Endocrin. __69__, 335 (1972)
16. Cleaveland, C.R., Shand, D.G.: Effect of route of administration on the relationship between β-adrenergic blockade and plasma propranolol level. Clin. Pharmacol. Ther. __13__, 181 (1972)
17. Davidson, N. McD., Corrall, R.J.M., Shaw, T.R.D., French, E.B.: Observations in man of hypoglycemia during selective and non-selective β-blockade. Scott. Med. J. __22__, 69 (1977)
18. Dunlop, D., Shanks, R.G.: Selective blockade of adrenoceptive beta receptors in the heart. Br. J. Pharmacol. Chemother. __32__, 201 (1968)
19. Ek, L., Björkman, J.-A., Carlsson, E.: Cardiovascular effects of nonselective and β1-selective adrenoceptor antagonists in anaesthetized dogs. (im Druck)
20. Fitzgerald, J.D.: The role of beta-adrenergic blockade in acute myocardial ischaemia. In: Effect of acute ischaemia on myocardial function. Oliver, M.F., Julian, D.G., Donald, K.W. (eds.), p. 321. Edinburgh, London: Churchill Livingstone 1972
21. Formgren, H.: The effect of metoprolol and practolol on lung function and blood pressure in hypertensive asthmatics. Br. J. Clin. Pharmac. __3__, 1007 (1976)

22. Furchgott, R.F.: Postsynaptic adrenergic receptor mechanisms in vascular smooth muscle. In: Vascular neuroeffector mechanisms. 2. Int. Symp. Odense, 1975, S. 131. Basel: Karger 1976

23. Gibson, D.G.: Pharmacodynamic properties of β-adrenergic receptor blocking drugs in man. Drugs 7, 8 (1974)

24. Johnsson, G.: Influence of metoprolol and propranolol on hemodynamic effects induced by adrenaline and physical work. Acta Pharmacol. Toxicol. (Kbh) 36 (Suppl. 5), 59 (1975)

25. Johnsson, G., Regårdh, C.-G.: Clinical pharmacokinetics of β-adrenoceptor blocking drugs. Clin. Pharmacokin. 1, 233 (1976)

26. Johnsson, G., Nyberg, G., Sölvell, L.: Influence of metoprolol and propranolol on hemodynamic effects induced by physical work and isoprenaline. Acta Pharmacol. Toxicol. (Kbh) 36 (Suppl. 5), 69 (1975)

27. Lands, A.M., Arnold, A., McAuliff, J.P., Luduena, F.P., Brown, Jr., T.G.: Differentiation of receptor systems activated by sympathomimetic amines. Nature 214, 597 (1967)

28. Levy, B., Wilkenfeld, B.E.: An analysis of selective beta receptor blockade. Eur. J. Pharmacol. 5, 227 (1968/69)

29. Loubatieres, A., Mariani, M.M., Sorel, B., Savi, L.: The action of β-adrenergic blocking and stimulating agents on insulin secretion. Characterisation of the type of β-receptor. Diabetologia 7, 127 (1971)

30. Lundgren, B., Carlsson, E., Herrmann, I.: Effects of propranolol metoprolol and atenolol on isoprenaline induced tachycardia bronchorelaxation and vasodilatation in the anaesthetized cat. 1979 (im Druck)

31. Persson, H., Olsson, T.: Some pharmacological properties of Terbutaline (INN), 1-(3.5-dihydroxyphenyl)-2-(T-butylamino)-etanol. A new sympathomimetic β-receptor-stimulating agent. Acta Med. Scand. 1970 (Suppl. 512), 11

32. Scales, B., Cosgrove, M.B.: The metabolism and distribution of the selective adrenergic beta blocking agent, practolol. J. Pharmacol. Exp. Ther. 175, 338 (1970)

33. Thiringer, G., Svedmyr, N.: Interaction of orally administered metoprolol, practolol and propranolol with isoprenaline in asthmatics. Eur. J. Clin. Pharmacol. 10, 163 (1976)

34. Tivenius, L.: Effects of multiple doses of metoprolol and propranolol on ventilatory function in patients with chronic obstructive lung disease. Scand. J. Respir. Dis. 57, 190 (1976)

35. VanDeripe, D.R., Åblad, B., Moran, N.C.: β-adrenergic receptor blockade by four methyl substitute N-isopropylphenylethanolamines. Fed. Proc. 23, 124 (1964)

36. Vendsalu, A.: Studies on adrenaline and noradrenaline in human plasma. Acta Physiol. Scand. 49 (Suppl. 173), 1960

37. Waal-Manning, H.J., Simpson, F.O.: Practolol treatment in asthmatics. Lancet 1971 II, 1264

38. Waal-Manning, H.J.: Metabolic effects of β-adrenoceptor blockers. Drugs 11 (Suppl. 1), 121 (1976)

39. Wasserman, M.A., Levy, B.: Selective beta adrenergic receptor antagonism in the anaesthetized dog. J. Pharmacol. Exp. Ther. 188, 357 (1974

Beta-Blocker zur Hochdrucktherapie in der Praxis

F. R. Bühler und G. Ferel*

1. Einleitung

Man kann davon ausgehen, daß jeder fünfte Erwachsene in Deutschland
wie in der Schweiz eine Hypertonie hat, und zwei von drei Hypertonikern innerhalb von 2 Jahren einen Arzt aufsuchen. Noch sind aber 32%
der Hypertoniker unbekannt. 33% sind wohl bekannt, aber nicht oder ungenügend behandelt. 35% scheinen konsequent und dauerhaft antihypertensiv behandelt zu werden. Daher könnten 65% von einer intensivierten
und besseren Behandlung profitieren (5, 7). Begründet ist die Hypertoniebehandlung durch die nachgewiesene Beziehung zwischen der Höhe
des systolischen oder diastolischen Druckes und der Häufigkeit kardiovaskulärer Komplikationen und durch den Beweis, daß die antihypertensive Therapie die Häufigkeit kardiovaskulärer Komplikationen (Apoplexie,
Herz- und Niereninsuffizienz) vermindern kann (11).
 Dieser therapeutische Nutzen ist für das männliche Geschlecht eindeutig nachgewiesen worden. Jedoch konnte trotz der Drucksenkung mit
den bisher üblichen antihypertensiven Substanzen die Inzidenz des Myokardinfarktes nicht vermindert und für das Hauptzielorgan, das Herz,
der erwartete Schutz nicht erreicht werden. Da trotz medikamentöser
Druckkontrolle mit der herkömmlichen Therapie gehäuft Herzinfarkte auf-
traten, stellt sich die Frage, ob bei diesem Problem nicht auch die
Art und Zusammensetzung der Medikamente eine Rolle spielt. Der bisher
vorherrschende Einsatz von Diuretika legt den Schluß nahe, eine andere
Substanzgruppe als Basismedikation in der Hochdruckbehandlung einzu-
setzen. Ideal wäre eine Therapie, die den Druck normalisiert, frei von
Nebenwirkungen ist und die kardiovaskulären Katastrophen verhindert.
Daran müssen wir den Stellenwert und das Potential der antihypertensiven Beta-Blockade messen.
 In den letzten 10 Jahren haben sich die Beta-Blocker als Antihypertensiva der tagtäglichen Praxis durchgesetzt, denn sie vermögen in
alleiniger Verwendung unabhängig vom Ausgangswert den Druck bei rund
der Hälfte der Patienten zu normalisieren (4, 6). Allgemein werden
Betablocker auch besonders gut toleriert. Bei einer Reihe verschiedener Blockertypen besteht bereits eine langjährige Sicherheit.

2. Auswahl des Betablockers

Unter der Vielzahl der Betablocker gibt es keine entscheidenden Unterschiede in den therapeutischen Eigenschaften. Grundsätzlich empfiehlt
sich die Vertrautheit mit 2-3 verschiedenen Betablockern, von denen
man das Dosierungsschema und das Profil der relativ geringen unerwünschten Wirkungen besser kennt. Zwei Eigenschaften scheinen jedoch
einen gewissen Vorteil zu bringen.

---

*Medizinische Universitätsklinik, Kantonsspital Basel, CH-4031 Basel.

2.1 Sogenannte Kardioselektivität

Betablocker, die nur die Herz-Betaadrenozeptoren (und nicht auch bronchiale oder peripher-arterioläre Beta-Rezeptoren) blockieren, nennt man
kardioselektiv. Zu dieser Gruppe gehören Beloc, Lopresor und Tenormin.
Demgemäß scheint die Applikation solcher Beta-Blocker-Typen bei Patienten mit Asthma bronchiale oder Claudicatio intermittens Vorteile zu
bringen. Die Sicherheit ist aber eine relative, da bei der für die Hypertoniebehandlung nötigen Dosierung in der Regel die Kardioselektivi-
tät verlorengeht.

2.2 Sogenannte intrinsische Eigenwirkung (ISA)

Wie besonders an der Herzfrequenz erkennbar, scheinen gewisse Beta-
blocker nicht nur zu bremsen, sondern gleichzeitig etwas zu stimulieren. Dies ist ausgeprägter bei Visken der Fall, geringer bei Trasicor.
Diese Eigenschaft einiger Beta-Blocker bezeichnet man als die sogenannte intrinsische Eigenwirkung. Falls die Bradykardie klinisch zum
Problem wird - vor allem bei gleichzeitig digitalisierten Patienten -
ist ein Betablocker mit sogenannter ISA vorzuziehen. Die Bradykardie
ist jedoch nur in Extremfällen (< 50/min) von wesentlicher Bedeutung.

2.3 Unerwünschte Wirkungen

Das Hauptziel jeder antihypertensiven Therapie besteht in der Normalisierung des hohen Blutdrucks, ohne das Wohlbefinden des Patienten zu
beeinträchtigen. Da die Hypertonie eine symptomarme Krankheit ist, soll
die medikamentöse Druckkontrolle nicht mehr Beschwerden verursachen
als die Krankheit selbst; denn durch die Therapie auftretende Beschwerden belasten die Therapiedisziplin und machen oft die Führung des
Patienten unmöglich.
   Verglichen mit den herkömmlichen Antihypertensiva scheinen unter
der Beta-Blockertherapie weniger Nebenwirkungen aufzutreten. Viele
Patienten geben spontan an, daß sie sich unter Beta-Blockern wohler
fühlen als unter jeder früheren Beta-Blocker-freien antihypertensiven
Therapie. Dieser Vorteil wird neuerdings in einer amerikanischen Arbeit
bezweifelt: Zumindest bei der Behandlung leichter Hypertonien habe
sich eine Reserpin-haltige Therapie ähnlich gut bewährt wie eine auf
Beta-Blockern basierende Behandlung (12). Obwohl nur wenige Daten darüber vorliegen, scheint jeder Beta-Blocker seinen eigenen Fingerab-
druck zu hinterlassen. An relativ seltenen unerwünschten Wirkungen
stehen Beschwerden wie kalte Extremitäten, Schlafstörungen, unangenehme
Träume, Hyperdefäkation und Flatulenz im Vordergrund. Die Erfahrung
zeigt, daß bei günstiger antihypertensiver Wirkung, aber unerwünschten
Nebenwirkungen, das Umsatteln auf einen anderen Beta-Blocker sehr oft
das Problem lösen kann.

2.4 Vermeidung von Komplikationen

Schwerwiegende Komplikationen können vermieden werden, wenn Patienten
mit manifester Herzinsuffizienz, krankem Sinusknoten, Asthma bronchiale
oder insulinabhängigem Diabetes mellitus von der Behandlung mit Beta-
Blockern ausgeschlossen werden.
   Komplikationen sind aufgrund des Wirkmodus der Beta-Blocker dann zu
erwarten, wenn das Myokard auf den adrenergen, positiv inotropen Effekt
angewiesen ist, wenn die Bronchiolen die Beta-Dilatation (bei gleichzeitiger Schleimhautschwellung) brauchen oder wenn die negativ chrono-
und bathmotrope Wirkung sich auf die Erregungsausbreitung ungünstig
auswirkt. Demnach stellen die durch Digitalis (und Diuretika) nicht

110

kompensierte Herzinsuffizienz und der kranke Sinusknoten eine absolute,
sowie das Asthma bronchiale (vielleicht sogar jeder starke Zigaretten-
Konsum) eine relative Kontraindikation dar. Im letzten Fall kann ein
sogenannter kardioselektiver Blocker oft mit Erfolg, aber vorsichtig
eingesetzt werden.

3. Einsatzplan für Betablocker

Kürzlich konnten wir zeigen (4), daß die Wirksamkeit der Betablocker
eine gewisse Altersabhängigkeit aufweist: je jünger der Patient, umso
besser die Wirkung (Abb. 1). Praktisch kann bei bis zu 80% der unter
40jährigen, bei rund 50% der 40-60jährigen, dagegen nur bei kaum 20%
der über 60jährigen der Druck mittels Beta-Blocker-Monotherapie kontrolliert werden. Beim älteren Patienten ist eine Natrium-Volumen-Ver-
minderung durch Diuretika (vorzuziehen sind längerwirkende Präparate)
günstiger. Vasodilatatoren werden in Kombination mit Beta-Blockern
besser verträglich und stärker wirksam, da die Beta-Blocker die auf
die periphere Dilatation erfolgende Tachykardie kupieren. Diuretika

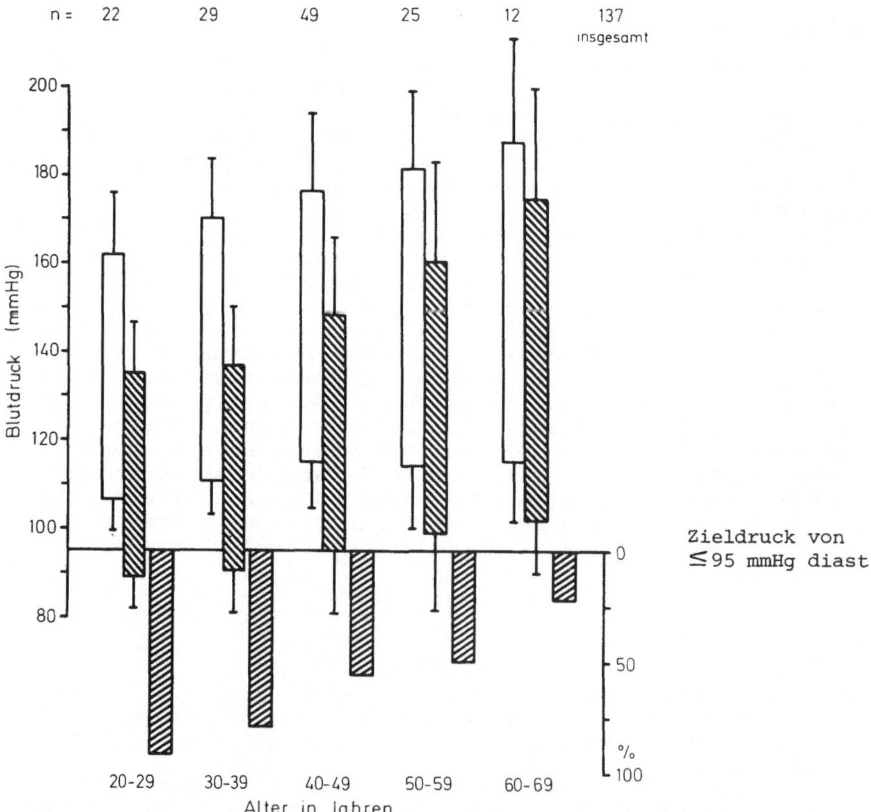

Abb. 1. Altersabhängigkeit der Betablocker-Wirksamkeit. Jüngere Patienten normalisieren den Blutdruck unter einem Betablocker allein häufiger als ältere (Mittelwerte und Standardabweichung)

verursachen ähnliche gegenregulatorische Mechanismen, die durch Beta-Blocker antagonisiert werden. Gleichzeitig wird die Drucksenkung verstärkt.

Die Bedeutung einer derartigen, aus drei Komponenten bestehenden Therapie - Beta-Blocker, Diuretikum und Vasodilatator - haben wir bei 188 Patienten mit essentieller Hypertonie näher untersucht (Abb. 2-4).

3.1 Dreikomponententherapie

Anfänglich wurde eine Beta-Blocker-Monotherapie während mindestens sechs Wochen durchgeführt. Falls der diastolische Zieldruck von $\leq$ 95 mmHg (Korotkoff V, im Sitzen) nicht erreicht wurde, fügten wir ein Diuretikum hinzu. War die Kombination erfolgreich, wurde der Beta-Blocker sekundär entzogen, um die Reaktion auf die diuretische Monotherapie zu ermitteln. War der diastolische Druck mit der Beta-Blocker-Diuretikum-Kombination > 95 mmHg, so wurde ein Dilatator hinzugegeben.

Folgende Präparate und Tagesdosen wurden verwendet:

Betablocker	Inderal (Propranolol)	160-320 mg
	Tenormin (Atenolol)	100-200 mg
	Trasicor (Oxprenolol)	160-330 mg
	Visken (Pindolol)	15- 45 mg
Diuretika	Aldozon (Spironolacton, Butizid)	1-3 Tablette)n)
	Hygroton (Chlortalidon)	50-100 mg
	Moduretic (Hydrochlorothiazid, Amilorid)	1-3 Tablette(n)
Dilatator	Nepresol (Dihydralazin)	75-150 mg
	Minipress (Prazosin)	3- 15 mg

Beim Minipress (Prazosin) handelt es sich um einen vasodilatatorisch wirkenden postsynaptischen Alpha-Adrenozeptorblocker.

3.1.1 Mono- und Kombinationstherapie (Abb. 2)

Der Zieldruck wurde wie folgt erreicht: in 44% mit dem Betablocker allein, in 22% mit einem Diuretikum allein, in 15% mit der Betablocker-Diuretikum-Kombination und in 10% mit der Dreierkombination. Bei den restlichen 9% waren je etwa zur Hälfte die Beta-Blocker entweder kontraindiziert oder die Dreierkombination ungenügend wirksam.

3.1.2 Altersabhängigkeit (Abb. 3)

Mit zunehmendem Alter ist die Beta-Blocker-Monotherapie weniger wirksam (Abb. 3, rechts); der Erfolg der Diuretika nimmt etwas zu und Zweier- und Dreierkombinationen sind vermehrt notwendig. Die Beziehung zum Renin-Typ der essentiellen Hypertonie zeigt die Abbildung 3, links. Die Daten zeigen neben der Altersabhängigkeit der Beta-Blocker-Wirksamkeit auch eine solche Beziehung zum Renin-Typ, wie schließlich auch der Renin-Typ wiederum mit der Beta-Blocker-Wirksamkeit korreliert. Eine Renin-Bestimmung ist jedoch für die tägliche Praxis zu aufwendig und nicht bei jedem Patienten erforderlich.

Die aus dieser Analyse und andren Berichten stammenden Kenntnisse über die Wirksamkeit der Beta-Blocker und ihre Abhängigkeit vom Alter werden von uns - gleichsam als eingebaute Sicherheit in unserem Therapieplan - bei der Behandlung älterer Hypertoniker berücksichtigt.

3.1.3 Druck vor der Behandlung (Abb. 4)

Zum Kontrolldruck besteht nur eine untergeordnete Beziehung. Das heißt, der Beta-Blocker ist auch bei hoch-diastolischen Hypertonien gleich gut wirksam. Bei leichter Hypertonie genügt oft auch ein Diuretikum

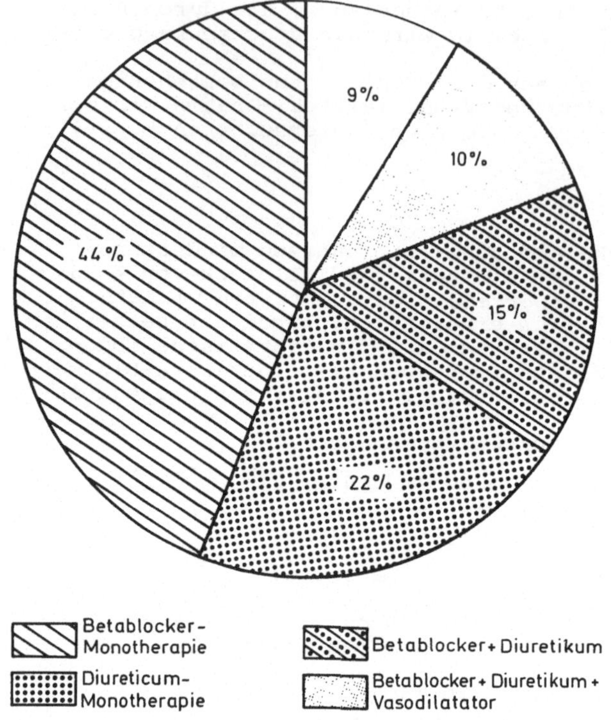

Abb. 2. Wirksamkeit eines auf drei Komponenten beruhenden antihypertensiven Behandlungsplanes bei 188 Patienten mit essentieller Hypertonie. Nur bei 9% der Patienten lagen entweder Kontraindikationen vor oder vermochte weder die Betablocker-Monotherapie, noch die Kombination mit dem Diuretikum oder nötigenfalls Vasodilatator den Blutdruck zu normalisieren

allein. Je höher der Druck, umso eher ist - falls der Betablocker allein nicht zum Ziel führt - eine Kombinationsbehandlung notwendig.

3.2 Vereinfachte Behandlung

Aufgrund neuester Erfahrungen kann man in der Regel die Betablockereinnahme auf 1-2 Tagesdosen vermindern. Von Slow-Trasicor, Tenormin und Visken reicht wegen der längeren Halbwertzeit oft eine einmalige Tagesdosis am Morgen aus. Abbildung 5 dient als Beispiel: Die Druckkontrolle durch 3 Dosen Inderal (Propranolol) pro Tag kann sowohl durch Trasicor (Oxprenolol) in Retard-Form oder Tenormin (Atenolol) erreicht werden.
   Diese einfache und nach sorgfältiger Auswahl des geeigneten Betablockers kaum mit unerwünschten Wirkungen verbundene Therapie belastet den Patienten nicht und gewährleistet eine verbesserte Therapiedisziplin.

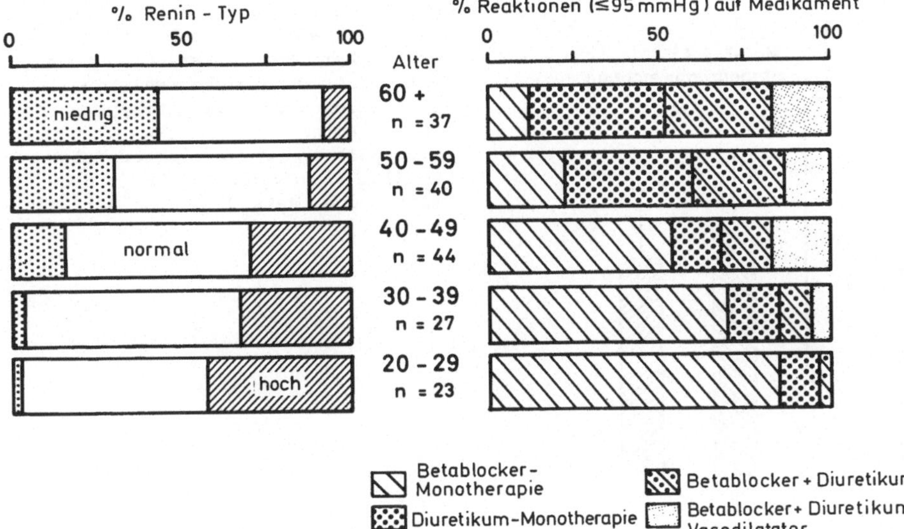

Abb. 3, links. Beta-Blocker-Monotherapie beim Hoch-, Normal- und Nieder-Renintypus der essentiellen Hypertonie. Hoch-Renin Patienten reagieren besser auf Propranolol als die Normal-Reningruppe; die Nieder-Renin Patienten zeigen kaum einen Therapieerfolg.

Abb. 3, rechts. Alter und Wirksamkeit der Dreikomponententherapie. Der Anteil der mit Beta-Blocker-Monotherapie behandelbaren Patienten nimmt mit steigendem Alter deutlich ab. Gleichzeitig wird die Notwendigkeit zur Kombination mit einem Diuretikum und schließlich mit einem Vasodilatator mit zunehmenden Alter häufiger.

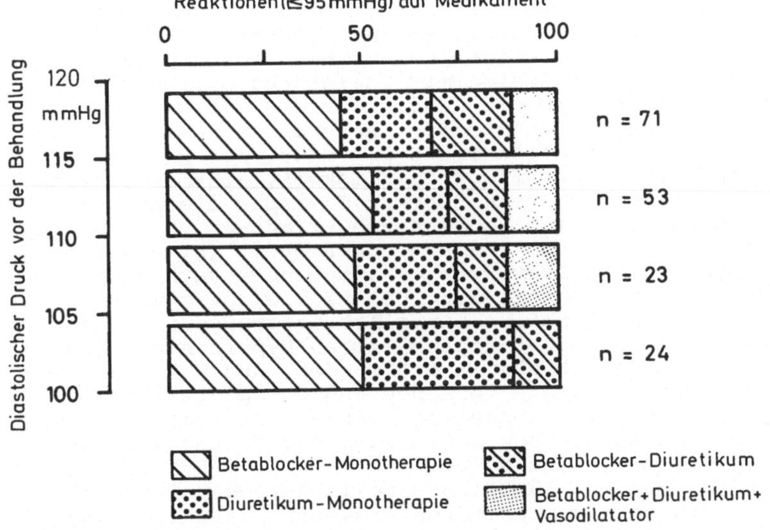

Abb. 4. Beziehung der Betablocker-Wirksamkeit zum Druck vor der Behandlung. Der Beta-Blocker ist auch bei hoch-diastolischen Hypertonien wirksam

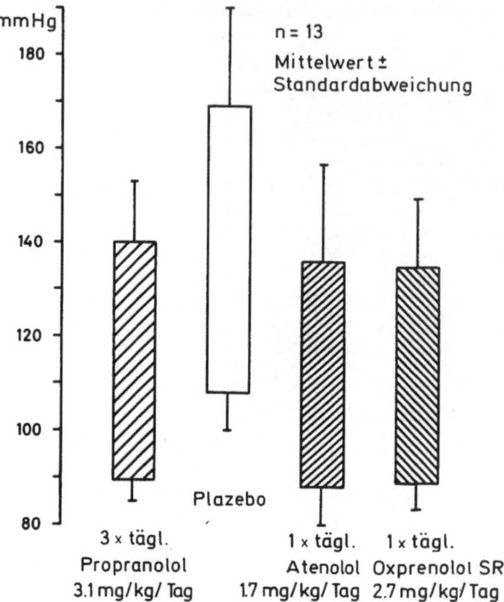

Abb. 5. Vergleich der antihypertensiven Wirksamkeit verschiedener Betablocker. Bei 13 Patienten konnte in einer Vergleichsstudie gezeigt werden, daß die antihypertensive Potenz von Propranolol und in doppelblind verabreichter Folge Atenolol und Oxprenolol SR (= Slow Release oder Retard) gleich war

4. Kardioprotektion?

Wie bereits erwähnt, vermag die traditionelle Therapie wohl den Druck, nicht aber die Häufigkeit des Myokardinfarktes zu senken. Der fürs Herz entwickelte Beta-Blocker kann vielleicht die Lücke schließen. Diese seit längerer Zeit diskutierte Spekulation wird mittlerweile durch experimentelle und klinische Resultate unterstützt.

Verschiedene klinische Arbeiten weisen darauf hin, daß die Langzeittherapie mit Beta-Blockern bei Patienten mit Angina pectoris und nach einem durchgemachten Myokardinfarkt die Häufigkeit des Myokardinfarktes und des plötzlichen Herztodes vermindert: sogenannte Sekundär-Prophylaxe (1, 9, 13). Auch bei Patienten mit Hypertonie, der Risiko-Patientengruppe mit erhöhter Myokardinfarkthäufigkeit, gibt es bereits Hinweise dafür, daß die chronische Beta-Blocker-Therapie die Erstinfarktereignisse zu vermindern vermag: sogenannte Primär-Prophylaxe. So weisen beispielsweise die ersten Arbeiten von Lambert (8) und die ebenfalls retrograde Analyse von Stewart (10) auf eine etwa 50%ige Verminderung der Erstinfarkthäufigkeit hin. Den vielleicht stärksten Hinweis liefert die jüngste Publikation einer Arbeitsgruppe in Göteborg (2), die bei Patienten mit höher-diastolischen Hypertonien, die während mehr als fünf Jahren nachkontrolliert wurden, durch Verwendung eines Beta-Blockers eine signifikante Verminderung des plötzlichen Herztodes und der Myokardinfarkte nachweisen konnte. Keine dieser retrospektiven Untersuchungen ist jedoch schlüssig. Der Beweis der kardioprotektiven Wirkung der Beta-Blocker bei der Hypertoniebehandlung muß zunächst noch geführt werden. Kürzlich sind in Europa Untersuchungen angelaufen, die in prospektiven primären Präventionsstudien den kardioprotektiven Effekt der Beta-Blocker zu belegen versuchen (3).

Literatur

1. Ahlmark, G., Saetre, H.: Position of myocardial infarct and result of alprenolol treatment. Br. Med. J. $\underline{1}$, 837 (1976)
2. Berglund, G., Wilhelmsen, L., Sannerstedt, R., Hansson, L., Andersson, O., Solvertsson, R., Wedel, H., Wikstrand, J.: Coronary heart disease after treatment of hypertension. Lancet $\underline{1978\ I}$, 1
3. Bühler, F.R.: Schweizer Hypertonie-Behandlungsprogramm. Schweiz. Aerztezeitung $\underline{59}$, 1050 (1978)
4. Bühler, F.R., Burkart, F., Lüthold, B.E., Küng, M. Marbet, G., Pfisterer, M.: Antihypertensive beta blocking action as related to renin and age: A pharmacological tool to identify pathogenetic mechanisms in essential hypertension. Am. J. Cardiol. $\underline{36}$, 653 (1975)
5. Bühler, F.R., de Lèche, A.S., Schüler, G., Gutzwiller, F., Baumann, F., Schweizer, W.: Das Hypertonieproblem in der Schweiz. Schweiz. Med. Wochenschr. $\underline{106}$, 99 (1976)
6. Bühler, F.R., Bertel, O., Lütold, B.E.: Simplified and age - stratified antihypertensive therapy based on betablockers. Cardiovasc. Med. $\underline{3}$, 135 (1978)
7. Gutzwiller, F., Bühler, F.R.: Die Erfassung des unbekannten Hypertonikers, eine Verpflichtung zur Langzeitbetreuung. Münch. Med. Wochenschr. $\underline{120}$, 427 (1978)
8. Lambert, D.M.D.: Hypertension and myocardial infarction. Br. Med. J. $\underline{3}$, 685 (1974)
9. Multicenter Trial: Improvement in prognosis of myocardial infarction by long-term beta-adrenoceptor blockade using practolol. Br. Med. J. $\underline{3}$, 735 (1975)
10. Stewart, I., Mc D.G.: Compared incidence of first myocardial infarction in hypertensive patients under treatment containing propranolol or excluding beta-receptor blockade. Clin. Sci. Mol. Med. $\underline{51}$, 5095 (1976)
11. Veterans Administration Cooperative Study Group on Antihypertensive Agents: Effects of treatment on morbidity in hypertension: II. Results in patients with diastolic blood pressure averaging 90 through 114 mmHg. JAMA $\underline{213}$, 1143 (1970)
12. Veterans Administration Cooperative Study Group on Antihypertensive Agents: Propranolol in the treatment of essential hypertension. JAMA $\underline{237}$, 2303 (1977)
13. Wilhelmsson, C., Vedin, J.A., Wilhelmsen, L., Tibblin, G.: Reduction of sudden deaths after myocardial infarction by treatment with alprenolol. Lancet $\underline{1974\ II}$, 1157

Klinische Erfahrungen mit Beta-Blockern in der antihypertensiven Langzeittherapie

L. Hansson*

1. Kurzfassung

Betarezeptorenblocker werden seit mehr als zehn Jahren zur Behandlung
des Bluthochdrucks eingesetzt. In vielen Ländern, so auch in Schweden,
werden Beta-Blocker oft als erstes Mittel in der Therapie eines neu
entdeckten Bluthochdrucks angewandt. In den ersten Jahren handelte es
sich dabei hauptsächlich um nicht selektive Beta-Blocker (Beta-1- und
Beta-2-Rezeptorenblocker), aber in den letzten Jahren spielten die sogenannten "kardio-selektiven" Beta-Blocker (Beta-1-Rezeptorenblocker)
eine immer wichtigere Rolle. Das beruht auf der Erkenntnis, daß die
blutdrucksenkende Wirkung zweifellos durch die Blockade der Beta-1-
Rezeptoren erzielt wird. Außerdem ist die Beta-2-Rezeptorenblockade
manchmal nicht erwünscht, ja sie kann sich sogar negativ auswirken.

2. Geschichte der Hypertoniebehandlung mit Beta-Blockern

Schon im Jahre 1964 konnte klinisch gezeigt werden, daß die Beta-Rezeptorenblocker eine blutdrucksenkende Wirkung besitzen (12, 13, 15).
Trotz mehrerer interessanter Studien während der folgenden Jahre, z.B.
jener von Waal (17), fanden diese Präparate keine nennenswerte Verwendung bei der Hypertoniebehandlung. Waal sagte 1966 voraus, daß man als
zusätzliche positive Wirkung der Beta-Rezeptorenbehandlung vielleicht
eine Herabsetzung der Herzinfarktmortalität erreichen könnte.

Erst die groß angelegte Untersuchung von Prichard und Gillam (14),
die 1969 veröffentlicht wurde, weckte größeres Interesse. Prichard und
Gillam konnten in einer Langzeitstudie an über 100 Hypertonie-Patienten sehr gute Ergebnisse erzielen; u.a. wurde die Wirkung der Beta-
blockade auf den Blutdruck mit der von drei herkömmlichen Präparaten
bei 17 Patienten verglichen. Es konnte gezeigt werden, daß ihre therapeutische Wirkung wenigstens ebenso gut war wie die von Guanethidin,
Betanidin oder Methyldopa. Ferner zeigten Prichard und Gillam, daß
die vergleichsweise selten anfallenden Nebenwirkungen der Beta-Blockade gutartig waren, wobei insbesondere ein Blutdruckabfall im Stehen
oder bei physischer Belastung auftrat.

2.1 Erfahrungen in Schweden

Unsere eigenen Studien über den Einsatz von Beta-Blockern zur Behandlung der Hypertonie wurden als direkte Folge der Ergebnisse von Prichard und Gillam begonnen. Hierbei konnten wir die Beobachtungen dieser beiden Autoren an 158 Hypertonie-Patienten, die bis zu einem Jahr
mit Beta-Blockern behandelt wurden, im wesentlichen bestätigen (6)

---

*Medizinische Klinik, Ostra/Sahlgrenska Krankenhaus, Universität Göteburg, Schweden.

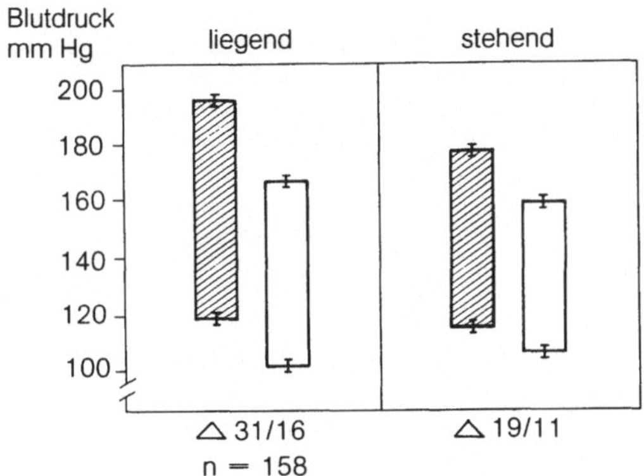

<u>Abb. 1.</u> Δ x/y = Blutdruckänderung systolisch/diastolisch (mmHg) unter Therapie mit Propranolol bei 158 Hypertonikern (5)

(Abb. 1). Seitdem verwenden wir an der Hypertonie-Poliklinik des Sahlgrenska Krankenhauses in Göteborg Beta-Rezeptorenblocker – hauptsächlich Propranolol und Alprenolol sowie während des letzten Jahres auch Metoprolol (Beloc) – als erstes Mittel bei neu entdeckter Hypertonie. Die wenigen und leichten Nebenwirkungen dieser Präparate (18) haben zu dieser Enscheidung beigetragen.

3. Wirkungsmechanismen

Die genauen Wirkungsmechanismen der Beta-Blocker in der Blutdruck-Therapie sind nicht bekannt. Viele Theorien sind darüber aufgestellt worden, in denen z.B. Effekte im Zusammenhang mit ZNS-Wirkungen, Renin-Angiotensin-Aldosteron-Wirkungen, hämodynamischen Wirkungen und lokalanästhetischen Wirkungen vermutet wurden. Zweifellos ist die letzte Alternative ohne Bedeutung, und unter den ersten drei sind wahrscheinlich die hämodynamischen Mechanismen die wichtigsten. Bei allen drei spielt die Blockade von Beta-1-Rezeptoren die wichtigste Rolle (Tabelle 1), die viel diskutierte eigenstimulierende Wirkung der Beta-Blocker fällt praktisch nicht ins Gewicht. Sie bietet keinen Schutz vor Herzinsuffizienz, verringert aber zumindest theoretisch die antihypertone und antianginöse Wirkung.

<u>Tabelle 1.</u> Einige Effekte vier verschiedener Beta-Rezeptorenblocker

Präparat	Blockiert Beta-1-Rez.	Blockiert Beta-2-Rez.	Stimulierende Eigenwirkung	Membran-stabilisierende Wirkung	Blutdruck-senkende Wirkung
Propranolol (Dociton)	+	+	–	+	+
Alprenolol (Aptin)	+	+	+	+	+
Practolol (Eraldin)	+	–	+	–	+
Metoprolol (Beloc)	+	–	–	–	+

Die einzige pharmakologische Wirkung, die jederzeit mit dem blutdrucksenkenden Effekt übereinstimmt, ist die Blockade von Beta-1-Rezeptoren.

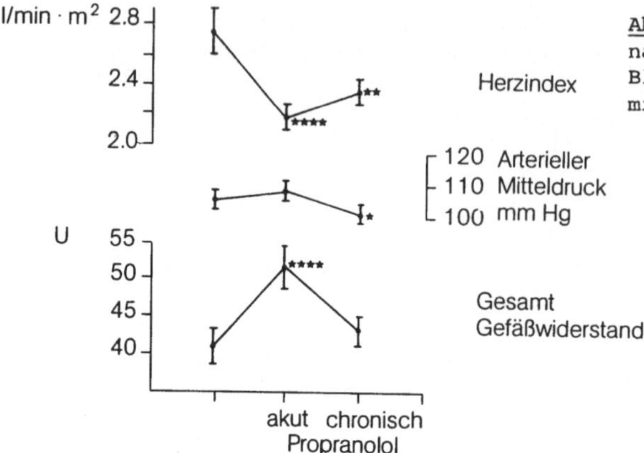

Abb. 2. Hämodynamische Veränderungen nach akuter und chronischer Beta-Blocker-Therapie bei 15 Patienten mit essentieller Hypertonie

3.1 Hämodynamische Wirkungen

In Studien aus den USA, der BRD und Skandinavien (7, 10, 16) sind vor allem die hämodynamischen Veränderungen durch Beta-Rezeptorenblocker untersucht worden. Trotz kleinerer Unterschiede zwischen verschiedenen Präparaten kann verallgemeinernd gesagt werden, daß nach akuter Gabe eines nicht selektiven Blockers eine Abnahme des Herzminutenvolumens eintritt, wobei jedoch der gesamte periphere Gefäßwiderstand in gleichem Maße zunimmt, so daß der Blutdruck nicht verändert wird. (Abb. 2). Bei der Langzeitbehandlung bleibt das Herzminutenvolumen verringert, während der gesamte periphere Gefäßwiderstand wieder auf das ursprüngliche oder auf ein niedrigeres Niveau eingestellt wird, was einen Blutdruckabfall zur Folge hat (Abb. 2).

Von der Cleveland-Gruppe ist gezeigt worden, daß eine signifikante Beziehung zwischen der Veränderung des Blutdrucks und des gesamten peripheren Gefäßwiderstandes besteht, während eine solche zwischen der Veränderung des Herzminutenvolumens und des Blutdrucks nicht nachweisbar war (16). Warum der periphere Gefäßwiderstand wieder absinkt, ist nicht im Einzelnen geklärt worden. Wahrscheinlich ist dies ein Ausdruck der geänderten Barorezeptorenaktivität. Man kann heute nur Überlegungen anstellen, ob die Aktivitätsänderung auf einer Beeinflussung präsynaptischer Beta-Rezeptoren oder anderen metabolischen Umstellungen im ZNS beruht oder ob die Ursache in den peripheren Nervenendigungen zu finden ist.

3.2 Kombination mit Vasodilatatoren

Bei den meisten Formen der manifesten Hypertonie wird ein normales Herzminutenvolumen, jedoch ein erhöhter peripherer Gefäßwiderstand gefunden (4). Aus diesem Grunde wäre es logisch, als erstes Mittel einen Vasodilatator, z.B. Hydralazin, zu verwenden. Ablad wies nach, daß dieses Präparat seine hauptsächliche Wirkung direkt auf die glatte Muskulatur der präkapillaren Widerstandsgefäße ausübt (1). Die alleinige Verwendung eines reinen Vasodilatators zieht jedoch eine durch Barorezeptoren vermittelte Erhöhung der Sympathikusaktivität nach sich, die u.a. am Herzen eine Erhöhung der Herzfrequenz und des Herzminutenvolumens auslöst, was die blutdrucksenkende Wirkung des Vasodilatators beinahe völlig aufhebt. Die Kombination mit einer Beta-blockierenden Substanz bewirkt eine Hemmung der ungewünschten reflektorischen Sympathikusaktivität (Abb. 3). Ferner beobachteten Pettinger u. Mitarb., daß der Blutdruck von Patienten, die mit Vasodilatatoren behandelt werden, reninabhängig wird (11). Auch unter diesem Aspekt erweist

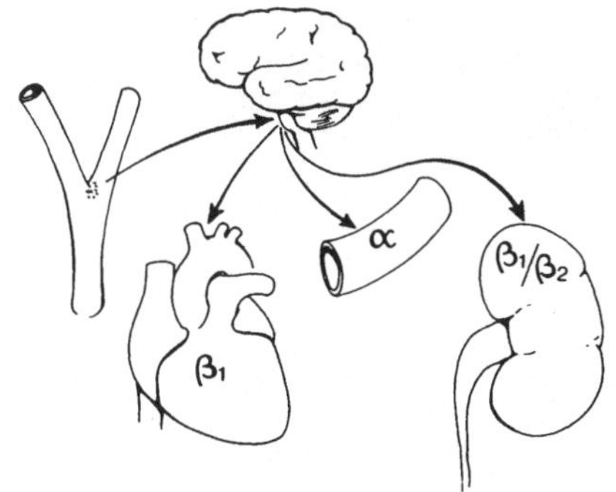

<u>Abb. 3.</u> Die wichtigsten blutdruckregulierenden Komponenten über die die Wirkung von Vasodilatatoren und Beta-Rezeptorenblockern vermittelt wird

sich der Betarezeptorenblocker als eine ideale Ergänzung, da er die über den Sympathikus vermittelte Reninfreisetzung aus der Niere hemmt (Abb. 3). Diese theoretischen Vorteile einer Kombination von einem Betarezeptorenblocker und einem Vasodilatator bei der Behandlung der Hypertonie sind in einer Reihe von Untersuchungen bestätigt worden (5, 9). Dies hat wiederum unser praktisches Handeln in der Hypertonie-Poliklinik in Göteborg beeinflußt.

4. Praktische Gesichtspunkte

Wie schon erwähnt, verwenden wir seit mehreren Jahren Beta-Rezeptorenblocker als erstes Mittel bei vorher nicht behandelter Hypertonie. Wir verabreichen diese Präparate 2 x täglich, sind aber gegenwärtig geneigt, zu einer täglichen Einzeldosis überzugehen. Heutzutage beginnen wir eine Therapie oft mit 2 x 50 mg Metoprolol (Beloc) täglich. Wir pflegen diese Dosen im Verlauf des ersten Behandlungsmonats zu verdoppeln oder noch weiter zu erhöhen. Wenn dies nicht die gewünschte Blutdrucksenkung bewirkt, folgen wir nicht der Methode von Prichard und Gillam, die Dosen auf mehrere Gramm täglich zu steigern (14). Stattdessen gehen wir zu einer Kombinationsbehandlung über, bei der Beta-Blocker in erster Linie mit Hydralazin oder einem Diuretikum gemeinsam verabreicht werden.

4.1 Kann die Wirkung vorausgesagt werden?

Bei Anwendung jeder Therapieform stellt man fest, daß einige Patienten in der erwarteten Weise reagieren, während sie bei anderen ohne sichtbare Wirkung bleibt. Es ist aber wünschenswert, die für eine gewisse Behandlungsform geeigneten Patienten identifizieren zu können, so daß sofort mit der richtigen Behandlung begonnen werden kann.

Die ersten Versuche einer Identifikation der zur Beta-Blockerbehandlung geeigneten Hypertonie-Patienten wurden von Birkenhäger und seiner Gruppe unternommen (3). Sie konnten jedoch keine kennzeichnende meßbare Größe finden, die Voraussagen über die Ansprechbarkeit auf Beta-Blocker erlaubt. Wir sind auf ähnliche Weise an diese Fragestellung herangegangen und haben festgestellt, daß sich weder die initiale Herzfrequenz noch das Herzminutenvolumen, der gesamte periphere Gefäßwiderstand, die Empfindlichkeit für Beta-Rezeptorenstimulierung oder die Katecholaminausscheidung zur Prognose darüber eignen, welche Patienten auf die Behandlung mit Beta-Rezeptorenblockern mit einem adäquaten Blutdruckabfall reagieren werden (8).

120

Es ist interessant, daß auch die initiale Plasma-Renin-Aktivität in
dieser Hinsicht kein zuverlässiger Parameter zu sein scheint, wie
früher behauptet worden ist. Demgemäß liegen u.a. für Propranolol und
Metoprolol Ergebnisse vor, die diese ursprüngliche Hypothese nicht
unterstützen. Dies bedeutet in der Praxis, daß die Behandlung der Hypertonie mit Beta-Rezeptorenblockern wie bisher jedem Einzelfall individuell angepaßt werden sollte.

5. Antihypertensiva der Zukunft

Die Beta-Rezeptorenblocker haben heute in vielen Ländern einen aner-
kannten Platz unter den Pharmaka zur Behandlung der Hypertonie gefunden. Die Weiterentwicklung der Hypertonietherapeutika kann mehrere,
verschiedene Wege einschlagen, unter denen wahrscheinlich folgende
drei Hauptrichtungen dominieren werden:

a) Präparate, die das ZNS beeinflussen,
b) Vasodilatatoren und
c) Betarezeptorenblocker

Was die erste Gruppe betrifft, ist die Hauptaufgabe, eine Dissoziation
zwischen der blutdrucksenkenden Wirkung und der sedativen Wirkung zu
erzielen, die bei Präparaten dieser Kategorie bisher störend gewesen
ist.
   Von den Vasodilatatoren waren mehrere sehr potente Präparate, wie
z.B. Minoxidil, während der letzten Jahre schon in Erprobung. Diese
sehr wirkungsstarken Vasodilatatoren machen jedoch die gleichzeitige
Behandlung sowohl mit einem Beta-Rezeptorenblocker als auch mit einem
Diuretikum absolut notwendig, was selbstverständlich bedeutet, daß
diese Präparate für diejenigen Patienten, bei denen eine Kombinationstherapie erforderlich ist, reserviert bleiben müssen.
   Aus der Weiterentwicklung auf dem Gebiet der Beta-Rezeptorenblocker
können neue und verbesserte Präparate erwartet werden. Metoprolol (Beloc) ist ein solches Präparat, das aufgrund seiner pharmakologischen
Eigenschaften eine wenigstens genauso gute blutdrucksenkende Wirkung
wie die nicht selektiven Beta-Blocker hat, worüber schon in mehreren
Untersuchungen berichtet worden ist (2). Gleichzeitig läßt das Fehlen
einer Blockade der Beta-2-Rezeptoren eine erhöhte Sicherheit bei der
Behandlung von Patienten mit obstruktiven Lungenerkrankungen und einer
Verringerung des Risikos exzessiver Blutdruckerhöhungen bei Zuständen
verstärkter Katecholaminfreisetzung erwarten.

Literatur

1. Åblad, B.: A study of the mechanism of the hemodynamic effects of hydralazine
   in man. Acta Pharmacol. Toxicol. (Kbh) 20 (Suppl. 1), 1 (1963)
2. Bengtsson, C.: The effect of the cardioselective beta-blocker metoprolol in
   essential hypertension. Acta Med. Scand. (im Druck)
3. Birkenhäger, W.H., Krauss, X.H., Schalekamp, M.A.D.H., Kolsers, G., Kroon,
   B.U.M.: Antihypertensive effects of propranolol. Observations on predictability.
   Folia Med. Neerl. 14, 67 (1971)
4. Freis, E.D.: Hemodynamics in hypertension. Physiol. Rev. 40, 27 (1960)
5. Hansson, L., Olander, R., Malmcrona, R., Westerlund, A.: Treatment of hypertension with propranolol and hydralazine. Acta Med. Scand. 190, 531 (1971)
6. Hansson, L., Malmcrona, R., Olander, R., Rosenhall, L., Westerlund, A., Åberg,
   H., Hood, B.: Propranolol in hypertension. Report on 158 patients treated up to
   one year. Klin. Wochenschr. 50, 364 (1972)

7. Hansson, L., Zweifler, A.J., Julius, S., Hunyor, S.N.: Hemodynamic effects of acute and prolonged beta-adrenergic blockade in essential hypertension. Acta Med. Scand. <u>196</u>, 27 (1974a)

8. Hansson, L., Zweifler, A.J., Julius, S., Ellis, C.N.: Propranolol therapy in essential hypertension. Observations on the predictability of therapeutic response. Int. J. Clin. Pharmacol. <u>10</u>, 79 (1974b)

9. Katila, M., Frick, M.H.: Combined dihydralazine and propranolol in the treatment of hypertension. Int. J. Clin. Pharmacol. <u>4</u>, 111 (1970)

10. Lydtin, H., Kusus, T., Daniel, W., Schierl, W., Ackenheil, M., Kempter, H., Lohmöller, G., Niklas, M., Walter, I.: Propranolol therapy in essential hypertension. Am. Heart J. <u>83</u>, 589 (1972)

11. Pettinger, W.A., Mitchell, H.C.: Renin release, saralasin and the vasodilator beta-blocker drug interaction in man. New Engl. J. Med. <u>292</u>, 1214 (1975)

12. Prichard, B.N.C.: Hypotensive action of pronethalol. Br. Med. J. <u>1974 I</u>, 1127

13. Prichard, B.N.C., Gillam, P.M.S.: The use of propranolol in the treatment of hypertension. Br. Med. J. <u>1964 II</u>, 725

14. Prichard, B.N.C., Gillam, P.M.S.: Treatment of hypertension with propranolol. Br. Med. J. <u>1969 I</u>, 7

15. Schröder, G., Werkö, L.: Nethalide, a beta adrenergic blocking agent. Clin. Pharmacol. Ther. <u>5</u>, 159 (1964)

16. Tarazi, R.C., Dustan, H.P.: Beta-adrenergic blockade in hypertension: Practical and theoretical implications of long-term hemodynamic variations. Am. J. Cardiol. <u>29</u>, 633 (1972)

17. Waal, H.J.: Hypotensive action of propranolol. Clin. Pharmacol. Ther. <u>7</u>, 588 (1966)

18. Werkö, L.: Beta-Blocker in der Hypertonie: Vergangenheit, Gegenwart und Zukunft. In: Essentieller Hochdruck und seine Behandlung. Dietz, R., Ganten, D., Hofbauer, K.G., Lüth, J.B. (Hrsg.), S. 160. Stuttgart, New York: Schattauer 1977

Praxis der medikamentösen Hochdrucktherapie

F. W. Lohmann*

1. Bedeutung der medikamentösen Hochdruckbehandlung

Für die in unserer Bevölkerung dominierenden kardio-vaskulären Erkrankungen ist die arterielle Hypertonie ein anerkannter Risikofaktor (18).
In Abbildung 1 werden die Komplikationen und Folgekrankheiten eines erhöhten Blutdruckes schematisch angegeben. Die aufgeführten Krankheitsbilder werden im Gefolge einer arteriellen Hypertonie sowohl durch
eine Beschleunigung des Prozesses der Arterio- und Arteriolosklerose
als auch durch die direkte mechanische Druckbelastung verursacht. Der
positive Einfluß einer Blutdrucksenkung bzw. -normalisierung auf die
hypertoniebedingte Morbiditätsrate und auf die Lebenserwartung ist
heute klar erwiesen (8, 15, 28, 30). Da auch bei Ausschöpfung der diagnostischen Möglichkeiten nur bei weniger als 10% aller Hypertonie-
Patienten eine kausale, operative Hochdruckbehandlung möglich ist,
wird bei über 90% aller Patienten mit Bluthochdruck eine symptomatische, konservative, d.h. in der Regel medikamentöse Hochdruckbehandlung erforderlich (20). Bei der Ausschaltung des Risikofaktors "arterielle Hypertonie" kommt daher der konservativen Therapie die entscheidende Bedeutung zu.

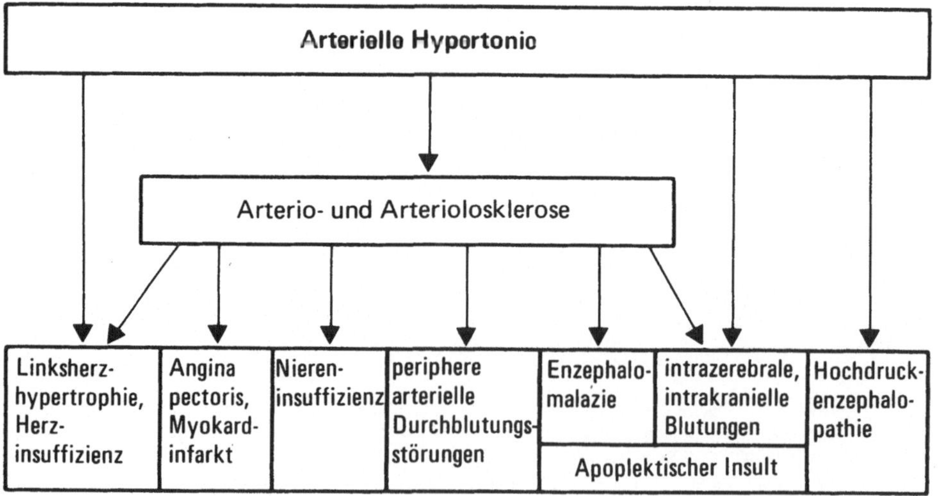

Abb. 1. Komplikationen und Folgekrankheiten der arteriellen Hypertonie

---

*Städtisches Krankenhaus Neukölln, Rudower Straße 56, 1000 Berlin 47.

2. Allgemeinmaßnahmen der Hochdrucktherapie

Eine Voraussetzung für eine effektive konservative Hochdrucktherapie
ist nach wie vor die Regelung der Lebensweise des Patienten und die
Einhaltung diätetischer Richtlinien durch den Patienten (19). Dazu ist
es zunächst notwendig, den Hypertonie-Patienten über den Krankheits-
wert eines erhöhten Blutdruckes aufzuklären und, vor allem bei noch
fehlenden Beschwerden und Auswirkungen des Bluthochdruckes, ihn für
die notwendige Langzeittherapie zu motivieren.

2.1 Lebensführung

Zur Lebensführung und zu den diätetischen Maßnahmen im Rahmen der Hochdrucktherapie seien nur einige Anmerkungen gemacht: Der Hypertonie-
Patient sollte ein in jeder Hinsicht geregeltes Leben führen, eine
natürlich nur partiell zu realisierende Forderung. Schichtdienst, Ak-
kordarbeit und Managerfunktionen sind zu vermeiden, dagegen sind körperliche Betätigung bzw. leichtes sportliches Training ohne Wettkampf-
situation zu empfehlen. Ausreichende Schlaf- und Erholungspausen sollten ebenso eingehalten werden wie ein erholungsbetonter Jahresurlaub.
Auch im Urlaub sollte die Hochdruckmedikation fortgeführt werden, wobei ggf. aber eine Dosisreduzierung notwendig sein kann. Flugreisen
sind durchaus möglich, für Patienten mit akzelerierter Hypertonie sowie Patienten mit schweren kardialen Auswirkungen bei fortgeschrittener Hypertonie jedoch nicht.

2.2 Diätetische Maßnahmen

Auf die Vermeidung bzw. Reduzierung von Übergewicht ist zu achten,
ebenso sollten auch weitere kardio-vaskuläre Risikofaktoren wie Diabetes mellitus, Fettstoffwechselstörungen und Hyperurikämie erkannt und
behandelt werden. In einem vernünftigen Maß sind Kaffee und Tee, also
Koffein erlaubt, Nikotin dagegen nicht. Mäßiger Alkoholgenuß kann zu-
gestanden werden, wobei jedoch auf die evtl. Möglichkeit der Interaktion mit einer antihypertensiven Medikation hinzuweisen ist. Weiterhin
sollte die tägliche Kochsalzzufuhr bei Hypertonie-Patienten auf etwa
6 g beschränkt sein, was annähernd einer Normalkost ohne zusätzliches
Salzen entspricht. Der Hochdruck-Patient sollte besonders gesalzene
Speisen zwar meiden, er braucht jedoch nicht auf das Würzen mit Pfeffer, Paprika, Curry und anderes zu verzichten. Der Verzicht auf die
streng salzfreie Diät (unter 1 g Kochsalz täglich) - ohnehin eine uto-
pische Forderung im Rahmen einer ambulanten Langzeittherapie - ist
nach Einführung der Saluretika in die Hochdrucktherapie voll zu recht-
fertigen, sofern die Zufuhr an Kochsalz das pro Tag erlaubte Maximum
nicht überschreitet. Bei einer täglichen Kochsalzzufuhr von über 12 g
verlieren die Saluretika jedoch ihre blutdrucksenkende Wirkung (21).
Bei mangelndem Ansprechen einer antihypertensiven Therapie ist somit
auch eine überhöhte Kochsalzaufnahme durch den Patienten in Betracht
zu ziehen.

3. Indikationen zur medikamentösen Hochdrucktherapie

Unter Beachtung dieser allgemeinen Richtlinien ergibt sich nun nach
Ausschluß der operativ heilbaren Hochdruckformen die Indikation für
eine medikamentöse Hochdrucktherapie (19) bei folgenden Patienten:

a) Bei jüngeren Hypertonie-Patienten (unter 50 Jahre) mit ständig diastolisch über 90 mmHg liegenden Blutdruckwerten.
b) Bei älteren Hypertonie-Patienten (über 50 Jahre) mit ständig diastolisch über 95 mmHg liegenden Blutdruckwerten.
c) Bei jüngeren Hypertonie-Patienten mit labiler Hypertonie (d.h.,
neben eindeutig hypertensiven werden immer wieder auch normotensive
Blutdruckwerte gemessen), sofern eine der folgenden Bedingungen zusätzlich erfüllt ist:
  α) Vorliegen weiterer Risikofaktoren (Übergewicht, Stoffwechselstö-
    rungen, Nieren- bzw. Herzkrankheiten, familiäre Hochdruckbela-
    stung) oder
  β) bei mehrmonatiger Blutdruckkontrolle - in diesen Fällen ist die
    Blutdruckselbstmessung durch den Patienten sehr hilf- und auf-
    schlußreich - und dabei festgestelltem Überwiegen der hyperten-
    siven Blutdruckwerte; ebenso aussagefähig ist evtl. die Überprü-
    fung des Blutdruckverhaltens bei einem standardisierten ergome-
    trischen Untersuchungsverfahren mit der Feststellung eines Über-
    höhten Belastungsblutdruckes (9).
d) Bei Patienten mit systolischer Hypertonie über 180 mmHg aufgrund
einer Sklerose der Aorta und großen Arterien.

Sofern es die klinische Situation erlaubt, sollte vor Einleitung einer
antihypertensiven Therapie der Blutdruck zunächst wiederholt an verschiedenen Tagen gemessen werden, um den Schweregrad der arteriellen
Hypertonie besser beurteilen zu können.

3.1 Allgemeine Richtlinien

Generelle Kontraindikationen einer antihypertensiven Therapie gibt es
zwar nicht, doch sind grundsätzlich folgende Gesichtspunkte zu beachten: Abgesehen von hypertensiven Notfällen sollte die Blutdrucksenkung
nie rasch und abrupt erfolgen. Vor allem bei älteren Hypertonie-Patienten und bei Hypertonie-Patienten mit eingeschränkter Nierenfunktion
sollte die Blutdrucksenkung allmählich und protrahiert erzielt werden.
Einen allgemeinen "Erfordernis-Hochdruck" gibt es sicherlich nicht,
aber bei Hypertonie-Patienten mit isolierten Gefäßstenosen gibt es
einen organbezogenen, kritischen Perfusionsdruck hinter dieser Stenose,
der nicht unterschritten werden sollte. Geschieht dieses bei zu starker Senkung des System-Blutdruckes, so kommt es je nach Lokalisation
derartiger Gefäßstenosen zu einer entsprechenden Mangeldurchblutung
mit der jeweiligen klinischen Symptomatik (z.B. Angina pectoris, cerebrovaskuläre Insuffizienz, Claudicatio intermittens). Bei derartigen
Patienten verbietet sich daher die Anwendung von Antihypertensiva,
welche ausgeprägte orthostatische Kreislaufregulationsstörungen verursachen können (in erster Linie Guanethidin).
Falls nicht die Nebenwirkungen oder aber die Wirkungslosigkeit einer
bisherigen antihypertensiven Therapie es erforderlich machen, sollte
kein Wechsel der blutdrucksenkenden Medikamente erfolgen. Auch eine
intermittierende medikamentöse Hochdruckbehandlung sollte nicht betrie-
ben werden. Außer bei Auftreten schwerer orthostatischer Regulations-
störungen bzw. Hypotonien im Rahmen einer medikamentösen Hochdruckbehandlung dürfen Antihypertensiva nie abrupt und völlig abgesetzt werden. Dieses gilt natürlich auch für Hypertonie-Patienten prä- und post-
operativ (17). Vor allem durch den plötzlichen Abbruch einer Clonidin-
therapie können hypertensive Krisen ausgelöst werden (14).
Zur Kontrolle einer antihypertensiven Therapie müssen Blutdruckmessungen im Liegen bzw. im Sitzen und zusätzlich im Stehen erfolgen, um
frühzeitig orthostatische Nebenwirkungen zu erkennen. Die Erfahrung
hat gezeigt, daß dabei die Blutdruck-Selbstmessung durch den koopera-
tionsfähigen Patienten, in erster Linie bei Patienten mit schwerer bzw.
schwer einstellbarer arterieller Hypertonie, zur Kontrolle und Steue-

rung der antihypertensiven Therapie sehr geeignet ist, denn auf diese Weise werden die Patienten aus der rezeptiven Rolle herausgeholt und aktiv in ihre Behandlung eingeschaltet.

3.2 Belastungs-Blutdruck

Ist ein Bluthochdruck unter Ruhebedingungen medikamentös gut einge- stellt, so bedeutet dies jedoch nicht unbedingt, daß der Blutdruck auch unter körperlicher Belastung ausreichend gesenkt ist (10, 11). Abbildung 2 zeigt in diesem Zusammenhang das Blutdruckverhalten bei einem 41jährigen Hypertonie-Patienten, der unter einer Reserpin-Salure- tikum-Behandlung mit dem Ruhe-Blutdruck von 190/110 mmHg auf 150/100 mmHg gesenkt worden war. Unter ergometrischer Leistung stieg der Blut- druck auf 260/140 mmHg an, so daß die Untersuchung bei 80 Watt abgebro- chen werden mußte. Nach zusätzlicher Gabe eines Betarezeptorenblockers waren der Ruhe-Blutdruck, vor allem aber der Belastungs-Blutdruck (ge- strichelte Linie) deutlich gesenkt. Neben der Messung des Blutdruckes im Liegen und Stehen empfiehlt sich daher zur Beurteilung einer anti- hypertensiven Therapie die zusätzliche Erfassung des Blutdruckver-

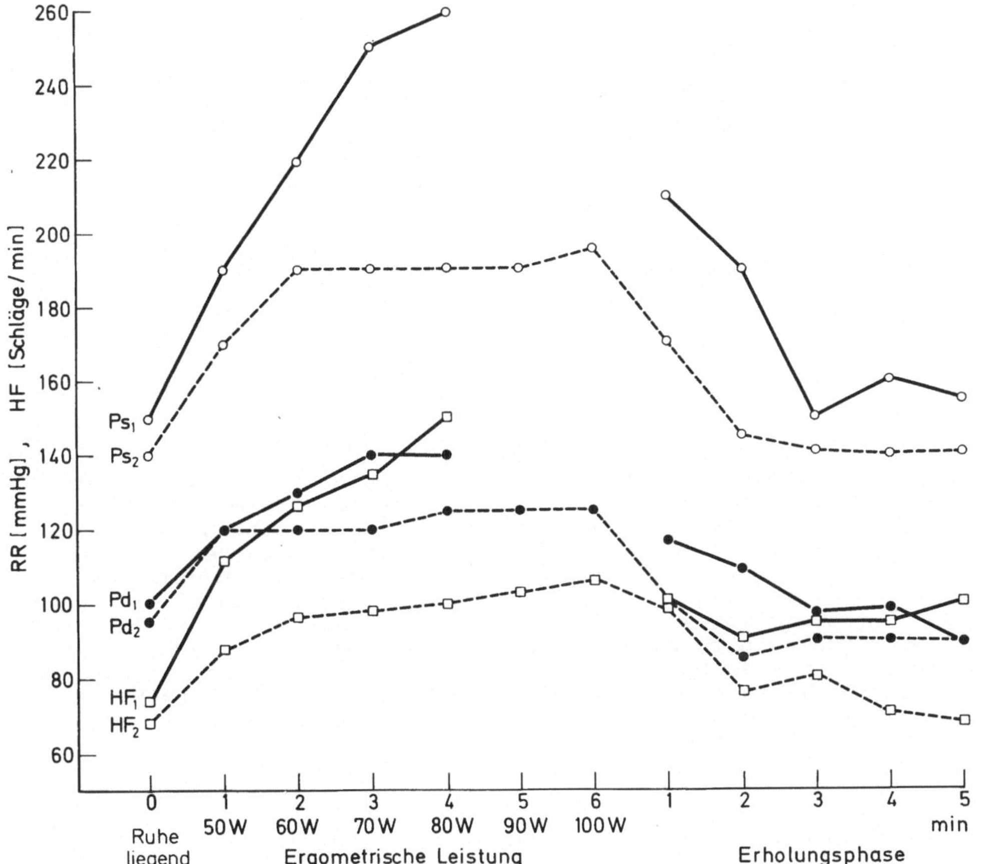

Abb. 2. Blutdruckverhalten unter ergometrischer Leistung bei unterschiedlicher anti- hypertensiver Therapie (siehe Text, Kasuistik nach (11)

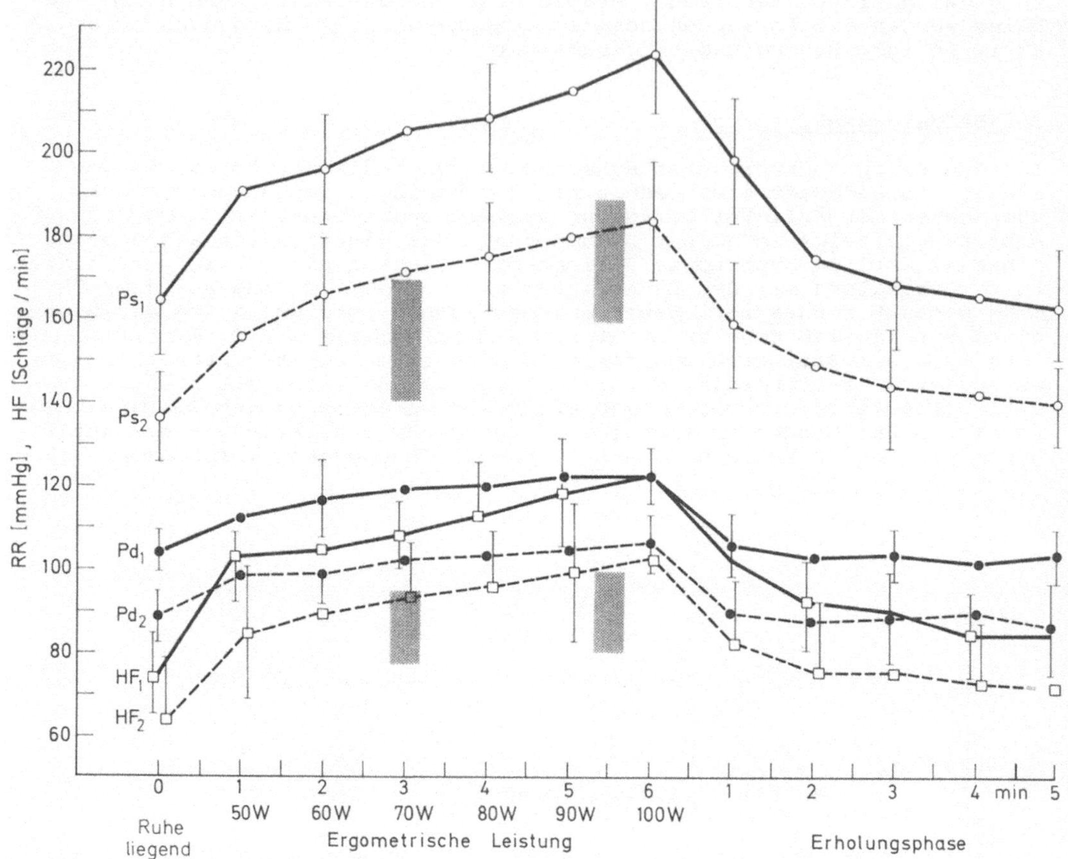

<u>Abb. 3.</u> Blutdruckverhalten unter ergometrischer Leistung vor und unter antihyperten-
siver Therapie bei 13 Hypertonie-Patienten (siehe Text nach (10)

haltens unter Belastung, und zwar in erster Linie und zumindest bei
jüngeren Hypertonie-Patienten. Dazu ist ein standardisiertes ergome-
trisches Untersuchungsverfahren besonders geeignet. Abbildung 3 zeigt
13 Hypertonie-Patienten, die mit einer Kombination Beta-Rezeptorenblocker-Saluretikum-Vasodilatator behandelt wurden, das Blutdruckverhalten unter ergometrischer Leistung vor (ausgezogene Linie) und unter
(gestrichelte Linie) dieser Behandlung. Die grauen Säulen stellen den
jeweiligen Normalbereich für den systolischen und diastolischen Blutdruck dar. Es ist klar zu erkennen, daß es unter Belastung und auch in
der Erholungsphase zu einer signifikanten Senkung von Blutdruck und
Herzfrequenz kommt; dabei kann der systolische Blutdruck bis in den
oberen Normbereich gesenkt werden.

Therapie der Hypertonie

Schwere und Beeinflußbarkeit des Hochdrucks

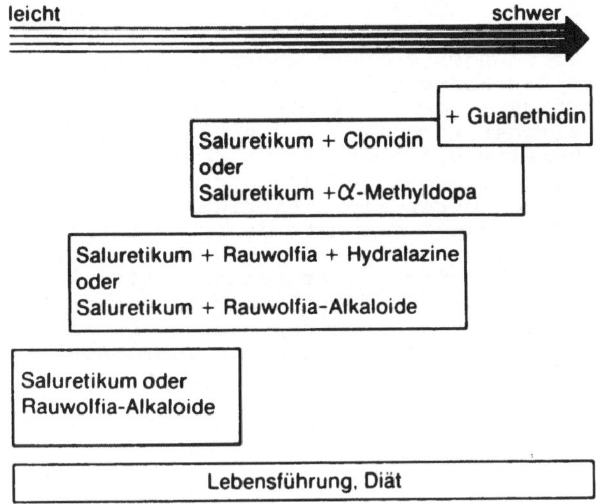

__Abb. 4.__ Stufenplan der medikamentösen Hochdrucktherapie (früheres Schema)

4. Stufenplan der medikamentösen Hochdrucktherapie

4.1 Bedeutung der Beta-Rezeptorenblocker

Der ursprüngliche Stufenplan für die medikamentöse Hochdrucktherapie
(Abb. 4), also die gestaffelte und kombinierte Anwendung der einzelnen
Antihypertensiva in Abhängigkeit von der Schwere bzw. Beeinflußbarkeit
der arteriellen Hypertonie, hat unter notwendiger Einbeziehung der
Beta-Rezeptorenblocker in den letzten Jahren eine wesentliche Modifi-
kation und Ergänzung erfahren. Unabhängig von ihren pharmakologischen
Eigenschaften haben die bisher untersuchten Beta-Rezeptorenblocker
praktisch die gleiche blutdrucksenkende Wirksamkeit (12, 27). Bei Beachtung der Kontraindikationen für eine Therapie mit Beta-Rezeptorenblockern (Asthma bronchiale bzw. andere chronische obstruktive Lungenerkrankungen vor allem für die nicht kardio-selektiven Beta-Rezeptorenblocker; manifeste Herzinsuffizienz; bradykarde Rhythmusstörungen bzw.
höhergradige intrakardiale Erregungsleitungsstörungen; Diabetes mellitus mit Neigung zur Hypoglykämie) sind die Nebenwirkungen der Beta-Rezeptorenblocker gerade im Vergleich mit den anderen Antihypertensiva
qualitativ und quantitativ weniger schwerwiegend (4, 16, 22, 35). Besonders das Fehlen einer orthostatischen Hypotonie unter Beta-Rezeptorenblockade verdient besonders hervorgehoben zu werden, da diese Nebenwirkung bei den anderen am sympathischen Nervensystem angreifenden
Antihypertensiva ein ihre Anwendung limitierender Faktor sein kann
(16). Da die medikamentöse Hochdruckbehandlung in der Regel eine Dauertherapie ist, hängt ihre Einhaltung durch den Patienten außer von der
Wirksamkeit vor allem von ihrer Verträglichkeit ab. Art und Ausmaß der
Nebenwirkungen einer antihypertensiven Therapie sind ein nicht zu un-
terschätzender Faktor, wenn sich vor allem jüngere, noch beschwerde-
freie Hypertonie-Patienten dieser gerade für sie besonders notwendigen

Langzeitbehandlung entziehen. Die gute Verträglichkeit der Beta-Rezeptorenblocker läßt diese somit gerade zur Behandlung jüngerer, in der
Regel noch beschwerdefreier Hypertonie-Patienten besonders geeignet
erscheinen, und gerade bei jüngeren Patienten findet sich ja die beste
Behandelbarkeit eines Bluthochdruckes durch Beta-Rezeptorenblocker (5,
6). Weiterhin ist hervorzuheben, daß besonders Beta-Rezeptorenblocker
in der Lage sind, die durch körperliche (11) und psychische (29) Belastungen ausgelösten Blutdrucküberhöhungen zu verhindern (s. auch
Abb. 2). Schließlich erhärten sich die Hinweise, daß durch den Einsatz
der Beta-Rezeptorenblocker die Häufigkeit des Auftretens von Myokard-
erst- und -reinfarkten sowie plötzlicher kardialer Todesfälle vermindert werden kann (1, 26), so daß bereits der Begriff von der kardioprotektiven Wirkung der Beta-Rezeptorenblocker geprägt wurde. Dieses
ist deshalb von so großer Bedeutung, da durch die bisherige antihypertensive Therapie ohne Beta-Rezeptorenblocker die Rate der überlebten
und tödlichen hochdruckbedingten Folgekrankheiten zwar gesenkt werden
konnte, allerdings unter Ausnahme der koronaren Herzkrankheit (28, 30).
   Abbildung 5 zeigt nun ein unter Einbeziehung der Beta-Rezeptorenblocker verändertes Therapieschema der arteriellen Hypertonie. Es ist
klar, daß ein derartiges Schema gerade im Hinblick auf die gemachten
Altersangaben eine gewisse Willkür enthält und dem Einzelfall nicht
immer gerecht wird.

4.2 Therapie bei jüngeren Hypertonie-Patienten

Bei jüngeren Hypertonie-Patienten mit einer labilen arteriellen Hypertonie oder einer leichten bis mittelschweren stabilen arteriellen Hypertonie (entsprechend diastolischen Blutdruckwerten von 90 bis etwa
115 mmHg) sollte zunächst ein Beta-Rezeptorenblocker verordnet werden,
sofern nicht die klinische Situation eine raschere Blutdrucksenkung
erfordert. Die Dosierung der einzelnen Beta-Rezeptorenblocker sollte
dabei mit der jeweils angegebenen niedrigsten Dosis begonnen werden,
und bei Ausbleiben der Wirkung auf den Blutdruck im Abstand von etwa
2 Wochen bis zur empfohlenen Höchstdosierung schrittweise gesteigert
werden. Beim Ausbleiben der Blutdrucksenkung sollte zusätzlich ein
Saluretikum gegeben werden. Kommt es auch jetzt nicht zu einer befrie-
digenden Blutdrucksenkung (d.h. Erreichung annähernd normaler Blutdruckwerte), so stellt ein Vasodilatator die optimale Ergänzung dar. Die
Anwendung eines Vasodilatators als Antihypertensivum ist nun allein
bei gleichzeitiger Kombination mit einem Beta-Rezeptorenblocker sinnvoll und ratsam, da die reflektorische Tachykardie bzw. Steigerung des
Herzzeitvolumens nach Vasodilatation durch den Beta-Rezeptorenblocker
abgefangen wird. Dies kommt der resultierenden Blutdrucksenkung und
vor allem der kardialen Verträglichkeit des Vasodilatators zugute.
Eine Summierung der antihypertensiven Wirkung der Einzelsubstanzen
(entsprechend der Senkung des peripheren Strömungswiderstandes) bei
gegenseitiger Neutralisierung der jeweiligen hämodynamischen bzw. endo-
krinologischen "Nebenwirkungen" stellt die Kombination eines Beta-Rezeptorenblockers mit einem Saluretikum sowie als weitere Steigerung
der antihypertensiven Potenz die Kombination Beta-Rezeptorenblocker-
Saluretikum-Vasodilatator dar (19, 34, Abb. 6 u. 7). Diese Dreierkombination Beta-Rezeptorenblocker-Saluretikum-Vasodilatator kann auch
bei schnellem Wirkungseintritt durchaus sofort bei Patienten mit einer
schweren arteriellen Hypertonie eingesetzt werden, sofern klinisch
eine raschere Blutdrucksenkung erforderlich ist.
   Als Vasodilatator steht uns bisher nur Dihydralazin (Nepresol) zur
Verfügung. Aus pharmakokinetischen Gründen sollte Dihydralazin in 3-4
Einzeldosen bis zu einer täglichen Gesamtdosis von 100 (bis 150) mg
verabreicht werden. Dagegen können die Beta-Rezeptorenblocker in Ab-

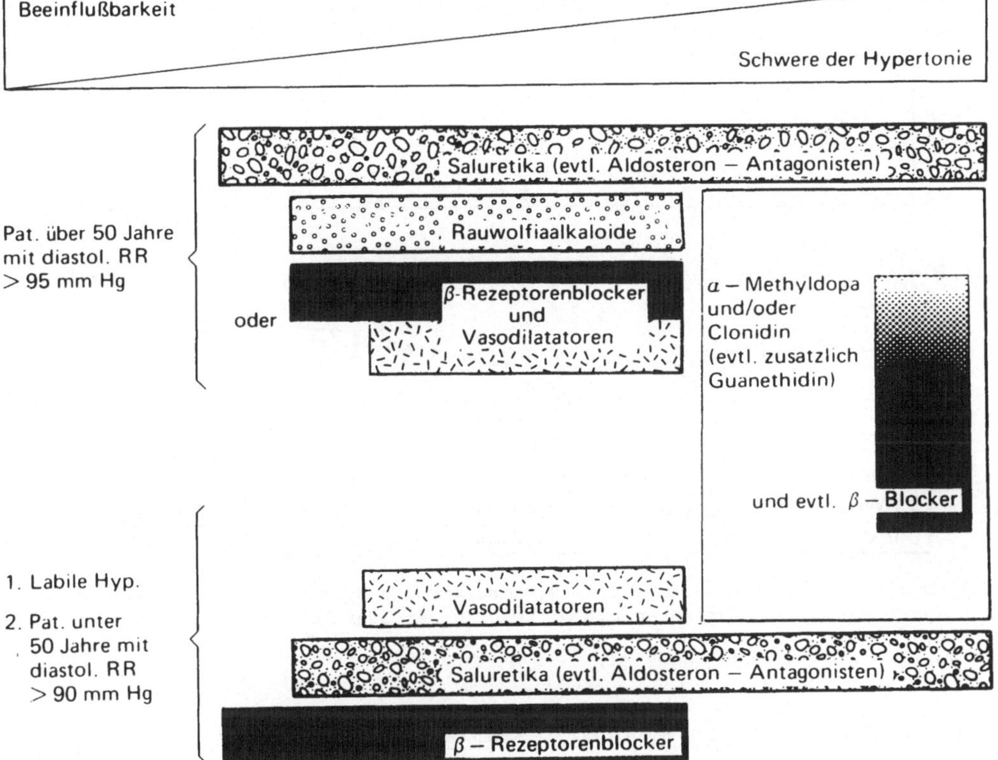

<u>Abb. 5.</u> Der heutige Stufenplan der medikamentösen Hochdrucktherapie

Pharmakon	Herzfrequenz	Renin	Peripherer Strömungswiderstand
Beta-Rezeptorenblocker	↓	↓	akut: ↑ chronisch: evtl. ↓ oder ↔
Saluretikum	↔	↑	↓
Vasodilatator	↑	↑ evtl. ↓	↓

<u>Abb. 6.</u> Der Einfluß der Kombination Betarezeptorenblocker-Saluretikum-Vasodilatator auf Kreislauf und Renin-Angiotensin-System im Rahmen der Hochdrucktherapie

hängigkeit von der Tages-Gesamtdosis auch in einer einmaligen morgendlichen Dosis verabreicht werden. Eine Alternative bzw. Ergänzung zum Dihydralazin könnte die neue Substanz Prazosin werden (24).

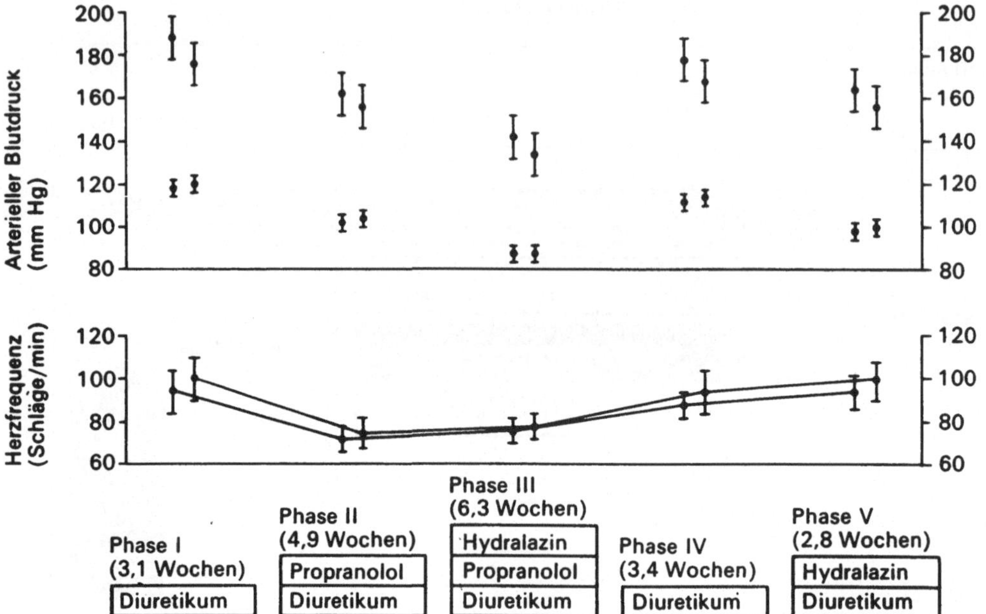

<u>Abb. 7.</u> Systolischer und diastolischer Blutdruck sowie Herzfrequenz im Liegen bzw. Stehen (MW ± SD) bei 23 Patienten mit mittelschwerer oder schwerer essentieller Hypertonie während 5 unterschiedlicher Behandlungsphasen (Dauer jeweils in Wochen) (nach Zacest, (34), aus Brunner, (4)

4.3 Therapie bei älteren Hypertonie-Patienten

Bei älteren Hypertonie-Patienten mit konstant erhöhten diastolischen Blutdruckwerten über 95 mmHg sollte bei leichter bis mittelschwerer arterieller Hypertonie die antihypertensive Therapie mit einem Saluretikum beginnen. Ist die antihypertensive Wirkung unzureichend, kann nun unter Beachtung der erwähnten Kontraindikationen sowie evtl. nach vorheriger Digitalisierung ein Beta-Rezeptorenblocker zusätzlich verordnet werden oder aber eines der Kombinationspräparate aus einem Saluretikum und einem Rauwolfia-Alkaloid. Auch bei älteren Hypertonie-Patienten mit schwerer bzw. nicht ausreichend beeinflußbarer arterieller Hypertonie ist die Dreierkombination Beta-Rezeptorenblocker-Saluretikum-Vasodilatator wirkungsvoll anwendbar.

4.4 Therapie bei schwerer und maligner arterieller Hypertonie

Sowohl bei jüngeren als auch bei älteren Hypertonie-Patienten mit sehr schwerer oder sogar akzelerierter, respektive maligner arterieller Hypertonie sowie bei Patienten, bei denen unabhängig vom Schweregrad des Bluthochdruckes die klinische Notwendigkeit für eine schnelle Blutdrucksenkung besteht, sollte die bisher gebräuchliche Therapie mit den im Schema rechts angeführten Antihypertensiva durchgeführt werden, und zwar nur in Kombination mit einem Saluretikum. Tabelle 1 gibt einen Überblick über die Angriffspunkte sowie die Tagesdosierungen dieser Antihypertensiva. Bei den auf diese Weise antihypertensiv behandelten Patienten kann bei zunächst noch unzureichender, aber auch bei ausreichender Blutdrucksenkung jetzt vor allem bei jüngeren Patienten durch Zugabe eines Beta-Rezeptorenblockers versucht werden, eine

Tabelle 1. Antihypertensiva (Übersicht)

Antihypertensive Substanzen	Angriffspunkte	tägliche Dosis
1. Betarezeptorenblocker	?	je nach Substanz unterschiedlich
2. Saluretika	Natriumhaushalt	je nach Substanz unterschiedlich
3. Vasodilatatoren	glatte Gefäßmus- kulatur	Dihydralazin: 20 bis 100 mg
4. Rauwolfiaalkaloide	peripherer u. zentra- ler Sympathikus	0,1 bis 0,5 mg
5. Alpha-Methyldopa	peripherer Sympathi- kus u. zentral	0,5 bis 2,5 g
6. Clonidin	zentraler Sympathikus	0,15 bis 3,0 mg
7. Guanethidin	peripherer Sympathikus	10 bis 150 mg

weitere Senkung des Blutdruckes zu erreichen bzw. die Dosis der anderen Antihypertensiva zu reduzieren. Zur Behandlung der schweren bzw. malignen arteriellen Hypertonie ist im Rahmen der notwendigen Kombinationstherapie die individuelle Dosierung der Einzelsubstanzen gegenüber der Verwendung fixer Arzneimittelkombinationen vorzuziehen. Dabei sollte Guanethidin als stärkster peripherer Sympathikusblocker mit der unter Umständen schwerwiegenden Nebenwirkung einer langanhaltenden, ausgeprägten orthostatischen Kreislaufregulationsstörung erst am Ende der abgestuften medikamentösen Hochdruckbehandlung zur Anwendung kommen.

5. Therapieresistente arterielle Hypertonie

Hypertonie-Patienten, bei denen nach Ausschluß operabler Hochdruckformen mit den zuvor geschilderten therapeutischen Maßnahmen eine befriedigende Senkung des Blutdruckes nicht gelingt, haben eine sogenannte therapieresistente arterielle Hypertonie (32). Bei ihnen sollte dann die weitere antihypertensive Therapie auf jeden Fall unter stationären Bedingungen vorgenommen werden. Als weitere wirkungsvolle Therapieprinzipien stehen in diesem Fall die kombinierte Alpha- und Beta-Rezeptorenblockade, die Vasodilatation mit Minoxidil, sowie in ausgewählten Fällen die Karotissinusnerven-Stimulation (Baropacing) und bei Patienten mit terminaler Niereninsuffizienz die bilaterale Nephrektomie zur Verfügung. Schließlich können natürlich vorübergehend Medikamente parenteral angewendet werden, die auch zur Behandlung des hypertensiven Notfalls dienen.

6. Der hypertensive Notfall

Ein hypertensiver Notfall (25) liegt dann vor, wenn im Gefolge eines Bluthochdruckes akut lebensbedrohliche kardiale, cerebrale und/oder renale Komplikationen auftreten. Bei der hypertensiven Krise im eigent-

lichen Sinne werden diese Komplikationen durch einen plötzlichen und
starken Blutdruckanstieg ausgelöst. Patienten mit einem hypertensiven
Notfall bedürfen in der Regel der umgehenden stationären Behandlung.
Aber bereits in der prästationären Phase ist eine wirksame antihypertensive Behandlung notwendig, da die klinische Situation in diesen
Fällen fast immer eine schnelle Blutdrucksenkung erfordert. Daher hat
die Verabreichung der Medikamente beim hypertensiven Notfall parenteral
zu erfolgen. Ist ein Phäochromocytom bisher nicht ausgeschlossen worden, so empfiehlt sich ein Behandlungsversuch mit Phentolamin (Regitin;
5 mg i.v., evtl. Wiederholung). Die Wirkung tritt gegebenenfalls sofort ein oder gar nicht. Jedoch kann bei Vorbehandlung mit einem Alpha-
rezeptorenblocker (z.B. Phentolamin) die Wirksamkeit von nachfolgend
verabreichtem Clonidin vermindert oder gar aufgehoben sein (3), so daß
diese Probebehandlung mit Phentolamin erst in der Klinik bei Wirkungslosigkeit der noch zu schildernden Maßnahmen vorgenommen werden sollte.
Phentolamin ist natürlich das Medikament der Wahl bei seltenenfalls
bekannten Phäochromocytom.

Bei der außerklinischen Behandlung einer extremen Blutdrucksteigerung durch den Haus- oder Bereitschaftsarzt kann die Behandlung in den
Fällen, in denen eine protrahierte Blutdrucksenkung ausreicht, mit
Reserpin beginnen, und zwar 1-2 mg i.v. oder i.m. Ist jedoch im Rahmen
eines hypertensiven Notfalles eine schnelle Blutdrucksenkung innerhalb
von Minuten erforderlich, so sollte Clonidin (Catapresan) parenteral
(i.v. oder i.m.) verabreicht werden in einer Dosis von 0,15-0,30 mg.
Bei der klinischen Notwendigkeit einer sofortigen Blutdrucksenkung
kann, gleichsam als ultima ratio, auch unter Praxisbedingungen aus
vitaler Indikation durchaus auch einmal Diazoxid (Hypertonalum) eingesetzt werden, von dem dann 150-300 mg als Bolus in 15-20 sec intra-
venös gegeben werden müssen. Alternativ kann auch zunächst Dihydralazin
12,5 bis 25 mg i.v. gegeben werden. Bei allen 3 erwähnten Substanzen
sollten gleichzeitig 40-60 mg Furosemid (Lasix) mitinjiziert werden.
Gegebenenfalls ist eine zweite Injektion von Clonidin bzw. Diazoxid
notwendig. Bei niereninsuffizienten Patienten schließlich mit einer hypertensiven Notfallsituation bei Überwässerung ist die Hämodialyse notwendig bzw. entscheidend wirksam.

In der Klinik ist das Vorgehen grundsätzlich nicht wesentlich anders, jedoch kann hier unter intensivmedizinischer Überwachung Nitroprussid-Natrium zur Anwendung kommen, mit dem unter sofortiger Wirkung
bei Infusion von 0,02-0,9 mg/min praktisch jeder hypertensive Notfall
zu beherrschen ist. Allerdings besteht bei länger dauernder Therapie
(über 2-3 Tage), insbesondere bei eingeschränkter Nierenfunktion, die
Gefahr einer Cyanid- bzw. Thiocyanat-Intoxikation. Deshalb ist bei
längerer Verabreichung von Nitroprussid-Natrium die Kontrolle des Thio-
cyanatspiegels wünschenswert.

7. Aufforderung zur Frühbehandlung des hohen Blutdruckes

Der in großen Reihenuntersuchungen (2, 7, 13, 23, 31, 33) nahezu übereinstimmend immer wieder festgestellte hohe Anteil unentdeckter, unbe-
handelter bzw. nicht ausreichend antihypertensiv behandelter Hypertonie-Patienten (zusammen etwa 70%!) macht es notwendig, der frühzeitigen Erkennung und vor allem Behandlung des erhöhten Blutdruckes entscheidend mehr Aufmerksamkeit und Engagement zu schenken. Dazu läßt
sich vereinfachend feststellen, "daß es nie zu früh und selten zu spät
ist, einen erhöhten Blutdruck zu behandeln".

Literatur

1. Ahlmark, G., Saetre, H.: Long-term treatment with beta-blockers after myocardial infarction. Eur. J. Clin. Pharmacol. 10, 77 (1976)
2. Bock, K.D.: Prophylaxe, Früherkennung und Frühbehandlung der Hypertonie. In: Aktuelle Hypertonieprobleme. Losse, H., Heintz, R. (Hrsg.). Stuttgart: Thieme 1973
3. Bock, K.D., Merguet, P., Brandt, T., Murata, T.: Experimental studies with clonidine hydrochloride in normotensive and hypertensive subjects. In: Catapres in hypertension. Conolly, M.E. (ed.). London: Butterworths 1970
4. Brunner, H.: Der blutdrucksenkende Effekt der Betablocker. In: Die Betablocker - Gegenwart und Zukunft. Schweizer, W. (Hrsg.). Bern, Stuttgart, Wien: Huber 1976
5. Bühler, F.R.: siehe Beitrag dieses Buches
6. Bühler, F.R., Lütold, B.E.: Betaadrenerge Rezeptorenblockade als Basis der Hypertoniebehandlung. Therapeut. Umschau 33, 336 (1976)
7. Bühler, F.R., De Lêche, A.S., Schüler, G., Gutzwiller, F., Baumann, F., Schweizer, W.: Das Hypertonieproblem in der Schweiz. Schweiz. Med. Wochenschr. 106, 99 (1976)
8. Escher, M.: Entwicklung der Hypertoniemortalität und des Antihypertensiva-Verbrauchs in der Schweiz. Berlin, Heidelberg, New York: Springer 1977
9. Franz, J.-W.: Vergleichende Messungen des Blutdrucks bei ergometrischer Leistung an Normotonikern, Grenzwerthypertonikern und Hypertonikern. Therapiewoche 27, 7807 (1977)
10. Franz, J.-W., Lohmann, F.W.: Ergometrische Untersuchungen zur zusätzlichen Beurteilung der antihypertensiven Therapie. Verh. Dtsch. Ges. Inn. Med. 83, 325 (1977)
11. Franz, J.-W., Lohmann, F.W.: Die Bedeutung einer ergometrischen Untersuchung zur Beurteilung der antihypertensiven Therapie. Dtsch. Med. Wochenschr. 103, 1478 (1978)
12. Franz, J.-W., Lohmann, F.W., Koch, G., Röcker, L.: Der Einfluß sog. kardioselektiver und nicht kardioselektiver Betarezeptorenblocker auf den Stoffwechsel während ergometrischer Leistung bei Hypertoniepatienten. Verh. Dtsch. Ges. Inn. Med. 84, 813 (1978)
13. Gutzwiller, F., Bühler, F.R., Kamm, M.: Öffentliche Hypertonie-Erfassung und Problematik der individuellen Langzeitkontrolle. Schweiz. Med. Wochenschr. 106, 1687 (1976)
14. Hansson, L., Hunyor, S.N., Julius, S., Hoobler, S.W.: Blood pressure crisis following withdrawal of clonidine (Catapres, Catapresan) with special reference to arterial and urinary catecholamine levels, and suggestions for acute management. Am. Heart J. 85, 605 (1973)
15. Hany, A., Schaub, F., Nager, F.: Die Prognose der behandelten malignen Hypertonie. Dtsch. Med. Wochenschr. 90, 21 (1965)
16. Hayduk, K.: Möglichkeiten und Grenzen der medikamentösen Hochdruckbehandlung. Therapiewoche 25, 706 (1975)
17. Krönig, B., Jahnecke, J.: Hypertonie und Narkose. Internist 15, 170 (1974)
18. Lohmann, F.W.: Die arterielle Hypertonie als Risikofaktor kardiovaskulärer Erkrankungen. In: Hypertonie - Risikofaktor in der Angiologie. Zeitler, E. (Hrsg.). Baden-Baden, Brüssel, Köln: Witzstrock 1976
19. Lohmann, F.W.: Arterielle Hypertonie 1976 - Aktuelle Gesichtspunkte zur medikamentösen Behandlung. Ther. Ggw. 115, 20 und 172 (1976)
20. Lohmann, F.W.: Diagnostik bei arterieller Hypertonie. Med. Klin. 73, 995 (1978)
21. Losse, H.: Diuretika, Diät, Hochdruck. In: Diureseforschung. Heilmeyer, L., Mazzei, E.S., Holtmaier, H.J., Marongiu, F. (Hrsg.). Stuttgart: Thieme 1967
22. Lydtin, H., Lohmöller, G.: Beta-Rezeptorenblocker. Lugano, München: Aesopus 1977
23. McMahon, F.G., Cole, Ph.A., Ryan, J.R.: A study of hypertension in the inner city. A student hypertension survey. Am. Heart. J. 85, 65 (1973)
24. Pape, J., Saltvedt, E., Westlie, L., Shetelig, A., Fauchald, P.: Die Behandlung der refraktären Hypertonie mit Prazosin. Therapiewoche 27, 6062 (1977)

25. Rahn, K.H.: Therapie der Hochdruckkrise. Verh. Dtsch. Ges. Kreislaufforsch. 43, 132 (1977)
26. Stewart, I. Mc D.: Compared incidence of first myocardial infarction in hypertensive patients under treatment containing propranolol or excluding beta-receptor blockade. Clin. Sci. Mol. Med. 51, 509 (1976)
27. Taylor, S.H.: Klinisch relevante Aspekte der Behandlung kardiovaskulärer Erkrankungen mit Betablockern. In: Die kardioprotektive Wirkung der Betablocker. Gross, F. (Hrsg.). Bern, Stuttgart, Wien: Huber 1977
28. United States Public Health Service Hospitals: Morbidity and mortality in mild essential hypertension. Circ. Res. 30 and 31 (Suppl. 2), 110 (1972)
29. Ursin, Chr.: Betarezeptorenhemmer und Streß. In: Betarezeptorenblocker in Klinik und Praxis. Klein, W. (Hrsg.). Baden-Baden, Köln, New York: Witzstrock 1977
30. Veterans Administration Cooperative Study Group on Antihypertensive Agents: Effects of treatment on morbidity in hypertension. J. Am. Med. Ass. 202, 116 (1967) and 213, 1143 (1970)
31. Wagner, G.: Hypertonie - Methodik und Ergebnisse einer Vorsorgeuntersuchung in einem chemischen Großbetrieb. Stuttgart, New York: Schattauer 1976
32. Weidmann, P., Keusch, G.: Behandlung des "therapieresistenten" Hochdrucks. Verh. Dtsch. Ges. Kreislaufforsch. 43, 120 (1977)
33. Wilber, J.A., Barrow, J.G.: Hypertension - A community problem. Am. J. Med. 52, 653 (1972)
34. Zacest, R., Gilmore, E., Koch-Weser, J.: Treatment of essential hypertension with combined vasodilatation and betaadrenergic blockade. New Engl. J. Med. 286, 617 (1972)
35. Zacharias, F.J.: Patient acceptability of propranolol and the occurence of side effects. Postgrad. Med. J. 52 (Suppl. 4), 87 (1976)

Sachverzeichnis

B.-E. Strauer

Das Hochdruckherz

Funktion, koronare Hämodynamik und Hypertrophie
des linken Ventrikels bei der essentiellen Hypertonie

1979. 50 Abbildungen, 15 Tabellen. VII, 88 Seiten
DM 24,–; US $ 13.20
ISBN 3-540-08966-7
Preisänderungen vorbehalten

An Patientengruppen mit essentieller Hypertonie werden erstmals die myokardialen und koronaren Hoch-
druckmanifestationen quantitativ erarbeitet und unter
besonderer Berücksichtigung differentialdiagnostischer
Kriterien dargestellt.

Die praktische Konsequenz aus den Untersuchungen,
für die der Autor 1978 den Theodor-Frerichs-Preis
der Deutschen Gesellschaft für Innere Medizin erhielt,
ist von hoher Aktualität hinsichtlich der essentiellen
Hypertonie mit einhergehender Herzvergrößerung.

Inhaltsübersicht: Einleitung: Klinische Grundlagen und
Problematik. Ziel und Aufgabenstellung. – Methodik. –
Ergebnisse und Besprechung: Ventrikelfunktion in Ruhe
und unter körperlicher Belastung. Koronardurch-
blutung, Koronarreserve und myokardialer Sauerstoffverbrauch. Regionaler Hypertrophiegrad und Proportio-
nalität der Ventrikelwandhypertrophie. Determinanten
der linksvetrikulären Hypertrophie und diastolische
Dehnbarkeit. Ventrikelmasse, Wandspannungen und
Hypertrophiegrad. Diagnostische und therapeutische
Konsequenzen. Systolische Wandspannungs- und Kon-
traktilitätsreserve. Ventrikelfunktion und myokardialer
Sauerstoffverbrauch unter dem Einfluß von Digitalisgly-
kosiden (Digoxin). Ventrikelfunktion, Koronardurch-
blutung, Koronarreserve und myokardialer Sauerstoffverbrauch unter dem Einfluß von Beta-Rezeptoren-
Blockern (Atenolol). – Zusammenfassung. – Literatur.

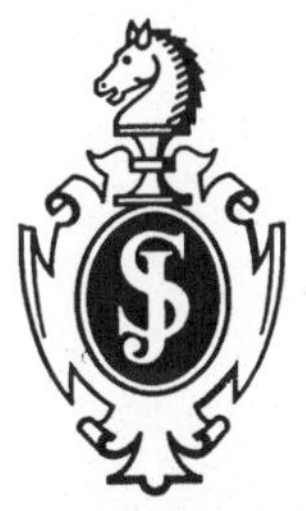

Springer-Verlag
Berlin
Heidelberg
New York

M. Escher

Entwicklung der Hypertoniemortalität und des Antihypertensiva-Verbrauchs in der Schweiz

1977. 27 Abbildungen, 31 Tabellen.
XI, 106 Seiten
DM 24,–; US $ 13.20
ISBN 3-540-08545-9
Preisänderungen vorbehalten

Dieses Buch beschreibt eine epidemiologische Arbeit, die den Verlauf der Mortalität an Hypertonie in der Schweiz und des Verbrauchs an blutdrucksenkenden Medikamenten untersucht. Bei der weiten Verbreitung der Hypertonie und deren Bedeutung für die Entstehung von Herzkreislaufkrankheiten und Hirngefäßkomplikationen erschien der Versuch angezeigt, von der Epidemiologie ausgehend Aufschluß über die Wirksamkeit der antihypertensiven Behandlung zu erhalten.

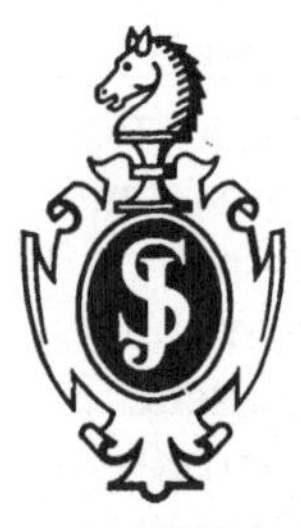

Springer-Verlag
Berlin
Heidelberg
New York

Inhaltsverzeichnis: Mortalität. – Morbidität. – Behandlung der Hypertonie. – Verbrauch von blutdrucksenkenden Medikamenten. – Diskussion. – Zusammenfassung. – Summary/ Résumé. – Tabellenmaterial.